U0044315

思想觀念的帶動者
文化現象的觀察者
本土經驗的整理者
生命故事的關懷者

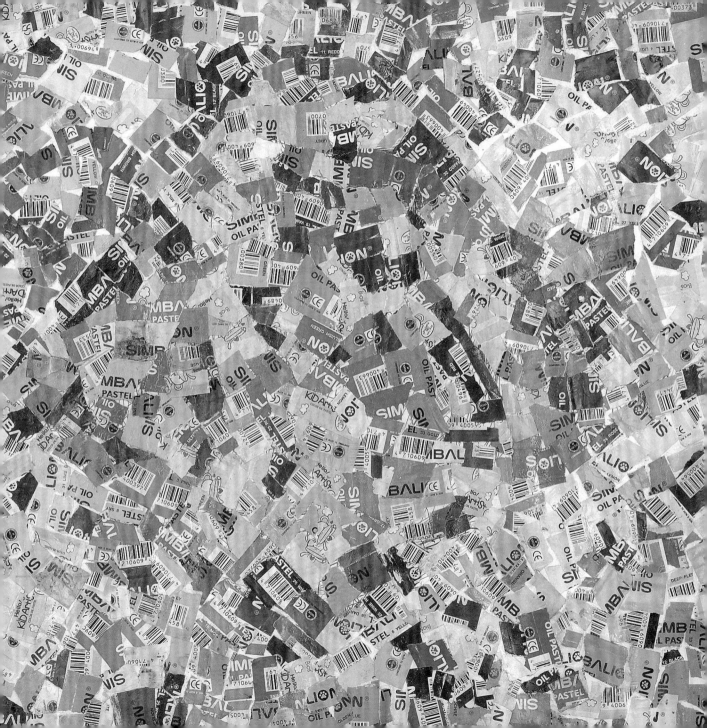

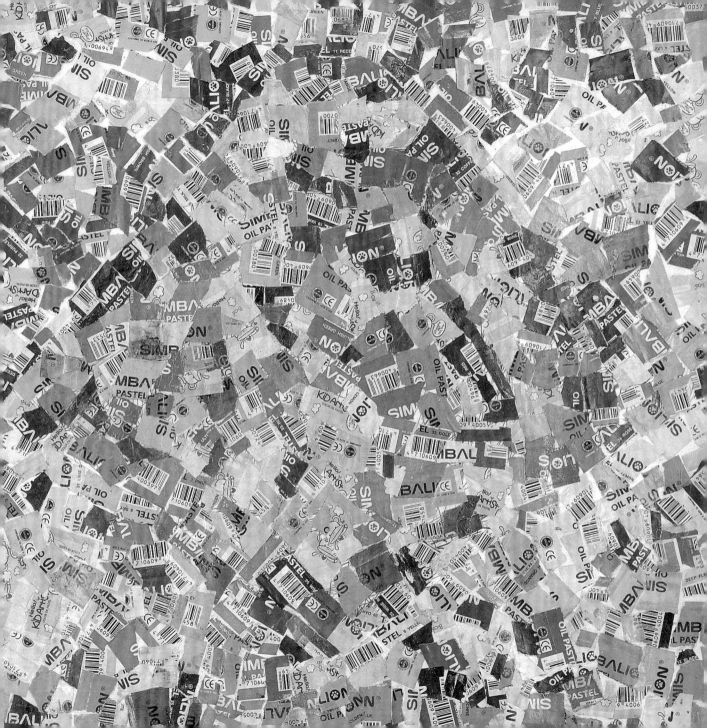

我的筆衣罐

一個肯納青年的繪畫課

圖畫◎劉俊余
文字◎陳素秋

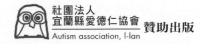
社團法人
宜蘭縣愛德仁協會 贊助出版
Autism association, I-lan

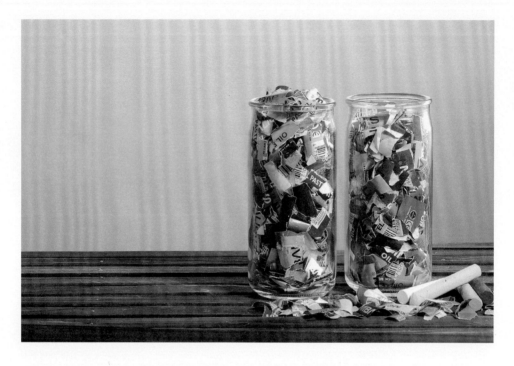

筆觸累積作品，筆衣累積歲月

肯納兒熱愛撕下所有的包裝，
也許是對「撕」這個動作有興趣，也或者是無法忍受物品視覺被包裝阻礙。

俊余每拿到一盒新蠟筆，總會小心地撕下筆衣，對折撕了再對折，
小小的一片紙，他會細心地撕成一、二十片後，丟入玻璃罐裡保存。

兩年下來，他累積了好幾罐的筆衣。甚至還用碎筆衣拼貼成一幅畫（見扉頁）。
躺在玻璃罐裡的筆衣，見證了他的繪畫歲月。

目錄

序曲　畫紙上的無障礙空間

俊余，一位24歲的肯納青年，

因語言溝通困難，

歡喜時，他可以用滿臉笑意表達，

但是悲傷難過，甚至憤怒時，卻無法適時表達。

他不明白「因為」、「如果」、「所以」的意義，

他與我們生活在一起，

卻像孤單星球，兀自旋轉。

他的星球，遠望，光芒閃耀，卻無法靠近。

幸好，他有了畫筆，

一筆一筆畫下寂寞星球的風景。

24歲的少年人都在做什麼？是一個上班族？走在人生起點上，努力實現夢想的年輕人？或正陶醉在愛情裡，計畫著要和生命伴侶共築家庭？

24歲的俊余卻每天都在創造期待，在每一個期待中，歡喜度日。他期待過新年拿紅包、期待每一個節日、期待生日蛋糕，期待年度旅遊，甚至期待著在特定日子裡，跟父母去超級市場買飲料泡麵。他總是等著期待中的日子到來了又走，日復一日等待別人實現對他的承諾。這樣的等待人生，在那一盒油性粉彩筆出現後有了改變，他不再只有等待，他用畫筆創造新的自己！

從來沒有創作過的俊余，兩年內累積近千張畫作。俊余爸用宣紙仔細地保護每一張畫，拍照存檔做編號，編號除了日期、當日張數及尺寸大小外，還有俊余寫的話語。沒多久，客廳的沙發及茶几不見了，擺上一張特地為俊余量身訂做的大畫桌，俊余有了屬於自己盡情塗鴉的空間。劉家客廳擺滿一疊又一疊細心整理的畫，俊余在家的日子，總是端坐在畫桌前認真塗畫，爸爸則在客廳做些瑣事陪伴他，父子倆一起等還在診所為服務患者而夜歸的媽媽。

用寧靜的心，創造畫紙上的無障礙空間

發現俊余可能適合畫畫的過程很偶然，當他用原子筆快速在雜誌或筆記本上來回塗線條時，我心想：「這不正是練習素描的基本筆法嗎？」俊余爸隨口說：「哦！原子筆用超兇的，非得把手中的原子筆一次用完不可！」雖然只是重複或重疊的線條，但我直覺認為他是可以享受畫畫的孩子。

長久以來他在線條的運用上已極為熟練，在一次偶然的機會下，我遞給他一盒油性粉蠟筆，看他如何運用。一如往常地，他隨性地用單色做線條塗鴉，

卻不知如何繼續下去，因為蠟筆和原子筆在握舉、觸感及線性的展現上完全不同。於是趁著他停頓的片刻，我順勢帶著他的手，告訴他可以用力畫，他馬上感受到用力塗鴉產生的不同效果，以及混色後的色彩變化。此外，他的雙手很有力，這也成為他的優勢，他無法拿捏手勁輕重，蠟筆就是他畫畫的最恰當媒材。

一路畫下來，他已掌握運用蠟筆的要領並發揮到最高成效，由生疏到熟練，他不停地畫，而我們除了初期在材料使用上提示外，盡量讓他保有自己的繪畫自由，不做特別的指導與任何干預。一張又一張色彩變化多端的抽象畫刺激了俊余創作的欲望，也感動了他身邊的每個人。

他沒有經過一般學畫的正規管道，從他用原子筆塗鴉那天開始，他已在為今天的創作之路做準備，當他發現蠟筆是那麼好玩時，他找到了另一種表達、宣洩自己的途徑，等著你我與他進行不一樣的溝通方式！

一般人學畫多懷抱了對藝術有浪漫的情懷與期待，在創作過程中因為自我要求所產生的挫折與壓力必然存在，於是在學習過程中不斷摸索反覆，無論是拜師學藝、欣賞名畫、讀書練技、儲備美感、找尋靈感、選擇材料……都是祈求能抒發自己內在的情感，並開創獨特的風格。但這些過程對語言表達困難的俊余來說，全是多餘的繁文縟節，他有豐富而不為人知的獨特內在，當他握筆優遊紙上，你可以感受到那泉湧不絕的天成之畫來自於他的心靈深處。他是那麼單純而自然的落筆收筆，沒有一絲絲的矯揉造作；讀他的畫令人感覺清新而寧靜，因為創作中的俊余用他寧靜的心，創造沒有障礙的寬闊天地，我們要欣賞的不正是這樣的俊余嗎！

我有幸參與俊余的繪畫創作過程，這些畫畫的日子，有時在花蓮肯納園，有時在宜蘭家裡，俊余由一個不曾彩繪的孩子，蛻變成信手拈來佳作連連的畫者，我沒有對他做太多的繪畫技巧指導，盡量保持珍貴的原創面貌。

用觀察物象，延緩衝動性格

長期與他相處，不免令人擔憂我是否會對他有過多的教導，扭曲了他自然的創作，關於這點倒可放心！俊余下筆快速，線條簡潔有力，有獨特的色感，作品上的色彩常常是經過一再重疊而成，這全是他自己發展出來的特色，絲毫不受他人影響。

很多畫保留了他的指紋和數字，有些畫的背面則寫滿他想說的話、接觸過的人名、地名、特殊的日子，和一些只有自己知道意義的數字，其中還包括一連串同一個星期的不同日子，乍看之下以為是一些無意義的數字，但你若問他，他會說出每一組神祕數字的含意，那裡藏了他不為人知的內在法則。

畫畫過程中，引導他對物象進行觀察，則有很多意外收穫。我總是細細引導他的觀察，特意延緩他一向衝動的性格特質，也透過打斷他的觀察，來扭轉他無法接受事物突然間改變的障礙。專注於繪畫中的俊余，對周遭環境變化容忍度也較高，當繪畫成為興趣，就能安定焦躁不安的情緒，這點改變在俊余身上是被肯定的！

選出來的這50張抽象、靜物與人物畫作，是俊余從最初期的玩弄混色塗彩到人物、靜物，我以記錄生活的方式，以及對俊余內心世界的探討，做為此時期繪畫的詮釋；也期望社會大眾對肯納症者有更多認識、包容與接納。

後半部的畫作，我們稱之為「圖解程式」，透過一些引導，讓他畫出心中所想的世界，在許多偶發事件中，俊余學會了以繪畫作為表達工具，畫出心裡的「話」。看著他對世界的想法，你會訝異外表嚴肅拘謹缺乏彈性的他，竟有著一顆最純摯的童真之心！

《我的筆衣罐——一個肯納青年的繪畫課》的出版要感謝每一位畫裡出現的人物，他們耐心充當模特兒，並樂於接受畫裡模樣，感謝供應繪畫題材的每個人；也感謝每個因緣際會下，一直在身旁鼓勵我、激勵我的親朋好友。最後，如果不是俊余父母提供那麼多關於自閉症的書籍及相關訊息，我對這群孩子的認識恐怕也僅止於有限的認知而已。

在和俊余相處的這些日子裡，俊余爸媽給我最大的支持與發展空間，讓我有機會將所學奉獻在喜愛畫畫的孩子身上；他們常用感激的口吻感謝我對俊余的啟發，對此，我「了無功德」，因為這一切，他，本自具足，若有任何對於我的讚美，我也想說：「一切榮耀歸於俊余」。我只是在他的人生高原期中扮演一支協助他的登山杖，陪他走上陡峭之字坡，走過崩塌地、碎石坡，穿過黑森林，登上他生命中的主峰，而另一個人也許正是他們的另一支登山杖，有了雙杖，這條路會走得更平順。

這本書的可貴之處在於俊余用不同的「語言」，記錄自己不被了解的真實面貌，提醒身邊的每個人不要用狹隘見解，扭曲他的情緒與行為。當我們習慣用言語溝通，日常生活中每件事情都得「說」清楚，俊余卻提醒我們，有時候，很多事情「說」不清楚，只要有心，願意慢一點，就能透過圖畫「看」個清楚，能夠明白人與人如此不同，學著用恰當的方法，對待他人，也就值得了。

第*1*篇 · 俊余的抽象世界

俊余畫下的第一筆，
就像嬰兒說出的第一句話，如此珍貴。

他如孩子般，
不停地畫，直到蠟筆用盡才罷手。

畫畫時，四周是安靜的，
沒有干涉，沒有指導，就讓他這麼畫下去吧。

每一筆都是他埋藏已久的心事，
每一筆畫，都是一次小地震，
釋放了我們所不知道的壓力。
儘管畫吧，俊余！

家有肯納兒的父母間流傳著一句名言：「不要讓他閒著」。讓肯納兒有做不完的事，自然就不會惹麻煩。

第一筆，如嬰兒說出的第一句話

俊余最常做的事就是「不停地寫」。無論媽媽在做菜、收拾家裡，或是與朋友聚餐，為了怕他無聊，總是丟給他一枝筆，他就拿著原子筆安安靜靜地，不停地寫字。也因此，他的字既流利又成熟。有次，我教他畫車子、房子、人物，他一下子就勾勒出完整造型，我直覺地認為他是一個可以畫畫的孩子。我在心裡暗想：「總有一天，我要帶著他畫畫。」

十年之後，我終於等到機緣，實現這個心願。

十年前，俊余的父母從台北移居宜蘭，投入宜蘭的醫療工作，俊余轉學到宜蘭，一路從羅東國中特教班唸到宜蘭特教學校，畢業後就到蘭陽智能發展中心工作。沒多久，俊余媽參與的花蓮豐田肯納園計畫也初步完成。俊余隨著一群肯納青年朋友每月到肯納園接受生活技能訓練，並享受田園生活。我也在這時，從執教的國中退休，順理成章成為肯納園的志工，總是隨大家一起活動。

2006年八月，肯納園舉辦了三個月的密集訓練，一群十幾二十歲出頭的肯納青年，幾乎是一對一的密集學習各種生活技能、語言和社交技巧。這個訓練課程裡沒有刻意安排繪畫，偶爾只針對情緒不穩定的孩子有些安排。那時候的俊余，常靜靜地坐著等老師。那些等待的時間一定能有些用處，於是，一直想讓他試試畫畫的念頭跑了出來。這樣的轉念，就像米開朗基羅筆下，上

帝開創天地時，與亞當指尖接觸的一剎那，俊余的生命從此有了繽紛色彩，透過畫筆，他為自己開創另一片天地。

機緣來了，也帶來另一個難題：要如何啟筆？

對一個已經成年而不曾創作的肯納症者來說，「開始畫畫」有許多面向的事情要考慮。肯納兒有他們自己的世界，不能強迫他們學習，更不能隨意改變他們的生活習慣。

光是為了選擇對的顏料，就煞費功夫。在與俊余相處的日子裡，我不停觀察他的習性，第一個就淘汰了彩色奇異筆，因那不是創作的材料，且沒有永久性，更重要的是它容易被破壞，易引起情緒困擾。其次，瓶罐裝廣告顏料、水彩、油彩等材料都因有擠壓的問題，怕俊余無法拿捏使用的分量，所以不被列入考慮。幾經篩選，終於選了兩種他可掌握自如的顏料——油性粉彩筆與油畫棒。這兩種材料會在塗抹中逐漸磨損而消失，符合了他非將物品使用到一滴不剩的習慣。換句話說，一開始讓他有興趣的也許是玩顏料，而非畫畫本身。

紙質也需要仔細考慮。磅數太低的紙會被蠟筆推皺，會影響作畫時情緒。俊余爸爸和賣紙的店家一一討論各種紙質，最後選擇兩百磅的水彩紙，它結實而耐畫的特性適合力氣大的俊余，畢竟他也得靠很大的力道，才能將各種顏色融合成一幅完美圖畫。

紙筆都有了，我開始讓俊余塗鴉。塗鴉是最自由而不需經過學習的自然能力。一開始當然只是希望他能好好地消磨時間。莊子說：「無用之為用，大

矣！」這用在俊余繪畫這件事上，真是再貼切不過了。我不抱任何企圖，只希望他歡樂塗鴉，俊余更無任何意圖。簡單的塗鴉要下筆也不容易，對許多人來說困難重重，藉口和理由一堆。俊余口語溝通能力不佳，正好少了一般人愛找藉口的習性。

筆觸累積作品，筆衣累積歲月

他以生疏的、淡淡淺淺的筆觸塗了幾下，這陌生的材料雖然沒有帶給他任何困擾，但他還是比較習慣原子筆滑溜的感覺。於是我很小心地壓了一下他的手指，引導他可以「用力塗」。等他學會使用後，又給他另一個提示：「可以混著塗」，他感覺到手部操作的律動可以帶來規律搖晃的樂趣，就更引起他的興趣。

肯納兒們還有一個共通特性──「撕」，他們熱愛撕下所有的包裝，也不知他們是對「撕」這個動作有興趣，還是無法忍受物品上有東西阻礙了視覺，不過他們拆光物品包裝的習性的確困擾著父母。但是撕筆衣就可以名正言順啦！只要拿到一盒新蠟筆，他就會迫不及待將一整盒蠟筆的筆衣撕光。我甚至為俊余準備了一個玻璃罐子裝筆衣。他很小心地撕下筆衣，對折撕了再對折，小小的一片紙，他很細心地撕成一、二十片後，丟入罐裡保存起來，目前他已有三大罐筆衣筒。可以玩彩筆、撕筆衣，很快地塗完一整枝蠟筆，畫完後，還可以豪邁地撕開盒蓋、盒底、襯紙，這對俊余來說是多麼暢快呀！

俊余的筆衣罐，對我來說別有意義。我喜歡收集削鉛筆的木片，用到極短的鉛筆頭、壓扁的顏料管。筆觸累積了作品，木片、扁管子和禿筆卻累積了歲月。俊余對這些筆衣又有什麼想法呢？我讓他用筆衣碎片貼了一幅畫，在黏

貼過程中他輕哼著歌，一副自得其樂的模樣，這些筆衣片讓他可有得玩呢！俊余畫上癮後，我又有新的擔心。俊余雖不是職業畫家，但長期用同一姿勢畫畫，難免產生「職業病」。他握筆的手在大力塗鴉時，手背青筋浮起，不會表達的他，萬一受傷怎麼辦？我自己年輕時也曾經因為作畫姿勢不良，導致右手肘握舉無力，疼痛長達一年。看俊余一畫就是二、三張（約二、三小時），我不免擔憂，幸好年輕力壯的他似乎沒有這方面的困擾，也從沒有在繪畫過程中，或結束時有負面情緒發生，這證明了我的擔心是多餘的。

作畫時，一定要排除環境中會影響他情緒的因素，安靜、安全而友善的環境可以幫助他有良好情緒，培養專注的工作態度。如果身邊有太多影響他的聲音，會使他漸漸焦躁而頻頻張望。如果突然告知下一個活動的消息，更會令他緊張。千萬別在作畫過程中給他食物或水，他會不知要放下筆來享用，或是繼續畫圖，只好很急躁想快速完成手中的畫，好再拿一張新的紙，直到桌上的紙都畫完為止。

「俊余要畫幾張才會讓自己結束？」我默默觀察他每次畫畫的模式，如果桌面上放了太多張紙，他就會堅持畫到最後一張，因此，我一次只給一張，其餘的放在視線外的地方，以免干擾了他的情緒。當他畫畫的興致減低時，就該結束了，他會說：「畫好了。」起身掃瞄一下作品，收拾好桌面的所有用品，用牙膏或肥皂清洗雙手，完成一天中快樂的活動。

每一個筆觸，都是一次小地震

不要干擾繪畫中的俊余，才是對他最有利的態度。在繪畫的世界裡，俊余如入無人之境，一張接著一張，狀極入神。他的每一筆大膽而自信，從不見遲

疑，筆筆相疊、色色相融，不一會兒功夫一張畫作即已完成，但他對畫作的完成自有定見，看似已完成的圖畫，他常一陣快塗，先前的畫面迅速改觀。

看他作畫最好離遠一點，否則會因禁不住那太大的變化而驚呼出聲，一不小心就惹禍。我曾坐在他旁邊一起玩軟陶，因太專注看畫而疏忽了他的反應，那一聲發自本能的驚呼都還沒喊完，他已用極快的速度，將我的眼鏡踩在地上，軟陶也被我自己給捏變形了。其實我明白俊余的心情，對他來說，任何一點小小的挫折，都像面臨超級大海嘯，樹木房屋都被被摧毀殆盡、讓他因為驚恐而崩潰，進而丟東西甚至打人。日本肯納症者作家東田直樹在他的著作《請聽我說：傾聽自閉症少年的內心之歌》中，也是如此描述他對微小挫折的當下感覺。

切記，觀棋不語真君子，這實在考驗著旁觀者，幸好這段期間我從沒動過要「教」他的念頭，只是塗塗抹抹存著好玩的想法而已，怎知他愈畫愈起勁，還樂此不疲，一張張佳作不斷自他手中誕生。我在這些畫裡慢慢讀出他對色彩並沒有特定的偏好，最初或許最愛藍色，但長期玩顏色打開了他對特定色彩的侷限，他開始畫各種不同的同色系畫面，有紅、黃、綠、紫、橙⋯但其中最多的還是青及藍。畫中最常出現的是往右揮出的筆觸，和疊在上面用木刀壓堆出呈放射狀的傾斜線條，那樣的圖騰幾乎成了他的註冊商標！每一張畫自有其意境，他的畫已由最初的塗鴉蛻變成張張精彩的抽象畫了！

透過繪畫，俊余潛藏的能量終於爆發。俊余媽常說，他像一座火山，隨時儲存能量，而且負面的情緒多於正面。當這能量高漲到一定的隱忍點時，就爆發了，有冒煙的、也有噴火的，視情況而定。從塗鴉開始，正好有釋放能量的作用。每一個筆觸都是一次小地震，釋放了我們所不知的內在壓力。

以「給他玩個夠」的想法讓他自由揮灑，在揮筆中他熟悉蠟筆的屬性，學會掌控蠟與紙的交融，試探色與色之間的關係，他在不停地摸索中掌握創作的精髓，做到令大家意想不到的事。當俊余坐下來靜靜地埋首於他的創作時，我們為他欣慰，他終於有了自己的快樂天地。

衝衝看

060929（2006年9月29日） 38×52cm

他正在向著彩繪世界邁開腳步，
初始尚有些猶豫、躊躇，
並且大量使用最愛的藍色調，
從塗彩中發現運用肌肉張力能釋放能量。

他找到屬於自己的時間與空間，
從此縱情於彩繪所帶來的滿足感。

這張由對角衝出的塗鴉筆觸，
很有猛烈的爆發力，從陰暗的角落狂囂而出，
朝著不可知的未來試探。

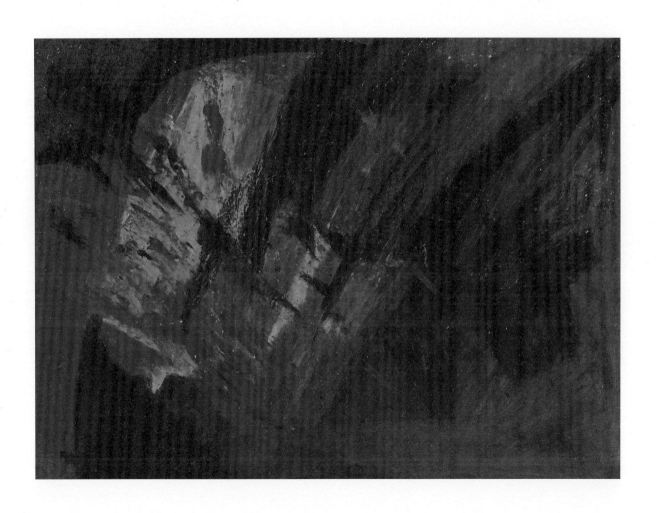

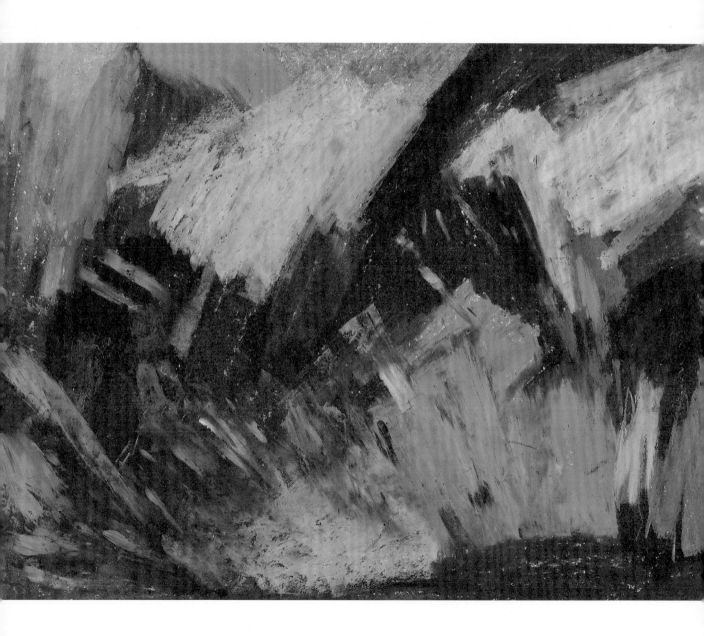

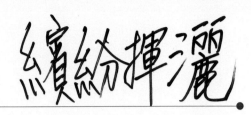

繽紛揮灑

061011   38×52cm

初嘗創作的俊余對色彩的運用大膽而暢快，
像個孩子，聲音嘹亮且毫不膽怯，
向著遼闊的世界塗抹出生命的活力。

他盡情舞動著手臂，紙似乎裝載不下他放射出的力量，
這張畫在色塊與線條的表現上，產生一種韻律的節奏感，
似乎夾雜著萬馬奔騰、驚濤駭浪的強烈動感。
讓人看得血脈賁張，呼吸急促，不禁要說，
呀！那是來自生命底層最原始的呼喚！

你在叫我嗎？

061020　38×52cm

他常獨自坐在電視機前，
安靜地手持遙控器注視著螢幕，看似非常專心，
其實他的耳朵是全開的，隨時搜尋著屋外動靜。
一點點聲音都會讓他衝到門邊，
一手握住門把，一手扶著門框，
探出頭看事情的發展，等待叫喚的指令。

他極須建立社交的能力，
他永遠在等待你拋出訊息，
好決定下一步該怎麼做。
看著房裡孤獨身影的他，
心裡有著「前不見古人，後不見來者，念天地之悠悠，獨愴然而涕下」的悽楚。

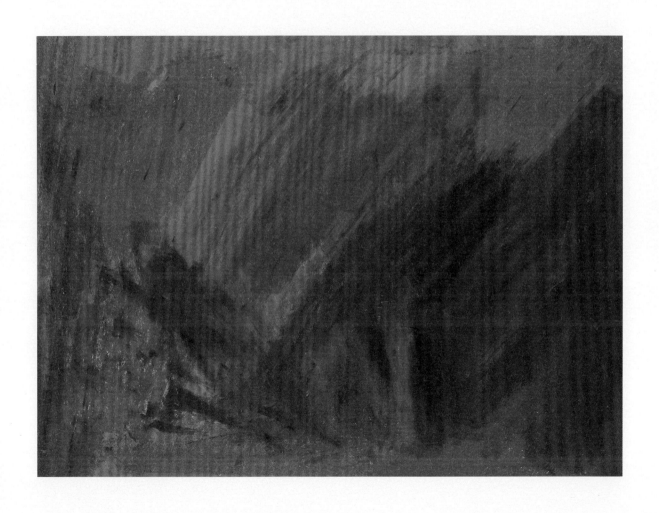

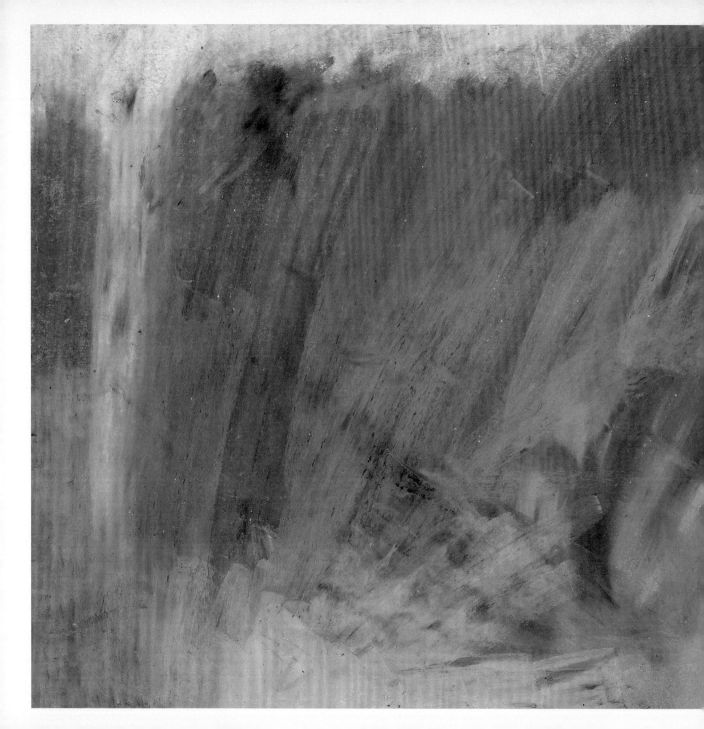

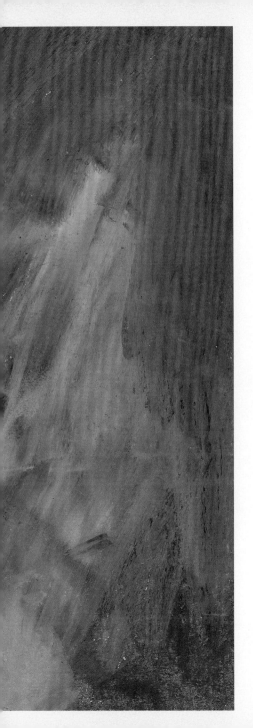

畫裡有話

061101　26×38cm

他的畫不僅有外在變化多端的色彩與形式，
在視覺上營造出三度空間的幻想，
內在更蘊含著強烈而旺盛的生命力，
讓觀賞者產生極大的震撼與感動。

每張畫都深深吸引著人，
令人情不自禁地想要走進畫的世界，
想要去了解他、親近他，
期望有朝一日能和他一起談他的畫！

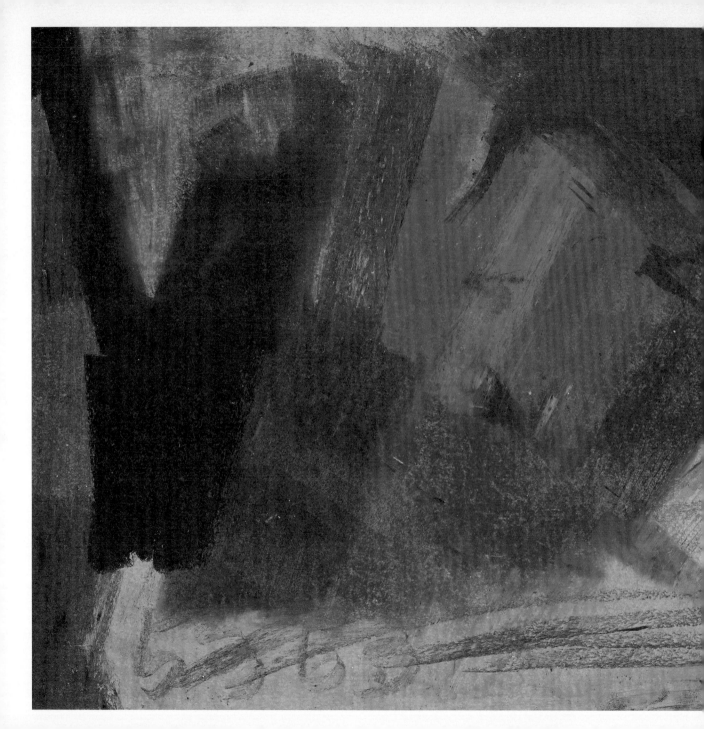

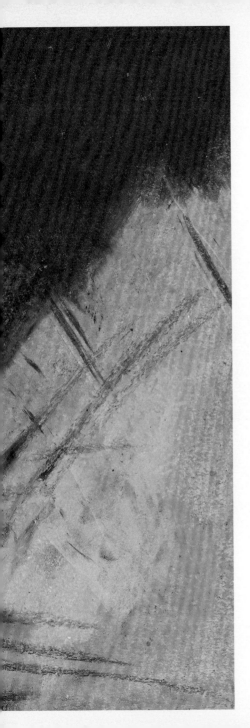

有像無像都是象

061102　26×38cm

如果說俊余的圖象世界是連結生活經驗的意象表現，
那麼他的非意象世界，則是遊戲色彩的新心靈經驗，
是吐露自己內心世界的管道，
他以自由豁達的全新體驗創造了他的新世界、新語言，
這麼自然且自由的表現方式，
釋放出積壓在內心深處沉默多年的巨大能量。

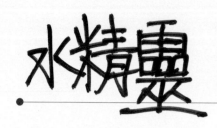

061106　38×52cm

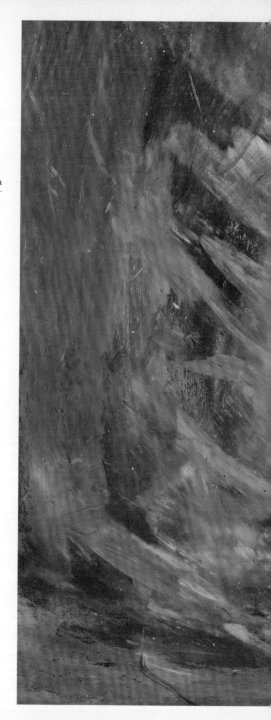

水，人類生命的泉源。
它滋潤著我們，也豐富了俊余的生活。
水在他手中，幻化成精靈，
手掌成了水精靈的舞台，融合成一場美妙的舞曲。

他常在有水的地方，玩著手與水的遊戲，
玩水的手，是那麼靈巧而輕柔，看水的眼，是那麼專注。
玩水的他，輕鬆而自然，
享受水與手在接觸剎那所帶來的快感！

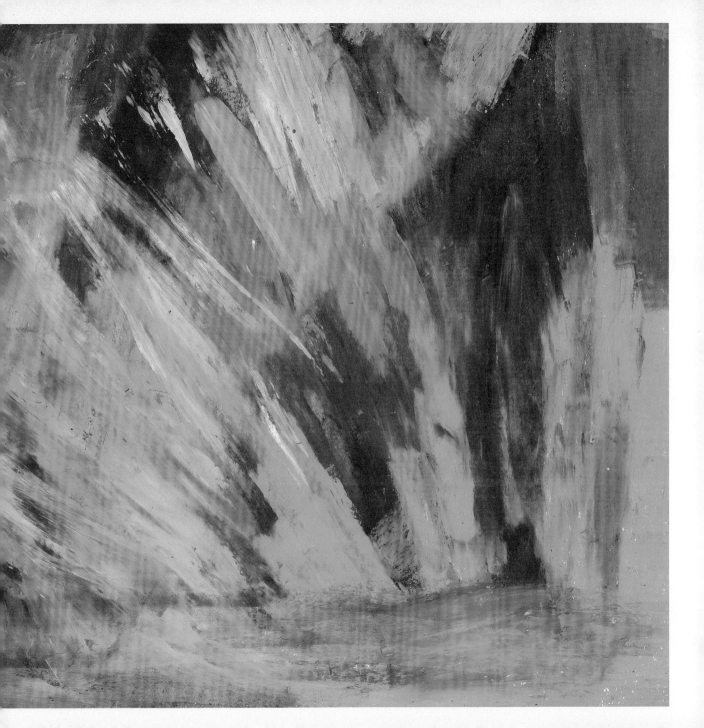

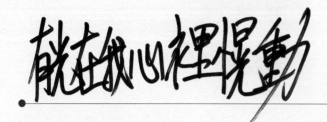

就在我心裡悸動

061123　26×38cm

在初嘗塗繪之初，對色彩的重疊不是那麼頻繁！
他只顧著將色彩覆蓋整張紙，
在他的觀念裡必須全部塗滿才算完成，
從這幅畫可以看得出來，他只是在玩顏料塗彩的遊戲。

拈花微笑

070120　38×52cm

每個第一次看到俊余的人，都會稱讚他的長相，
每個人都在心中輕歎著「如果……」
是的，如果他不是肯納症，
此刻正是他生命中最精華的起點。

但上帝總在眾多常態中投下一個變數，
這變數改變了多少人的命運，
他外表一切正常，五官端正，
聽、說、讀、寫、看，一如你我！
只是，他看了，但不一定了解他看到的；
他聽了，也不一定明瞭其涵義；
他說了，更不一定說出想要傳遞的訊息。

語言對他來說是這麼困難，多麼希望世間能有讀心術，
就像佛陀的大弟子迦葉，手中接受佛陀傳以涅槃心法的花時，
不發一語，與佛對望，回以會心一笑。
當語言不再是工具時，心才能凌駕其上。

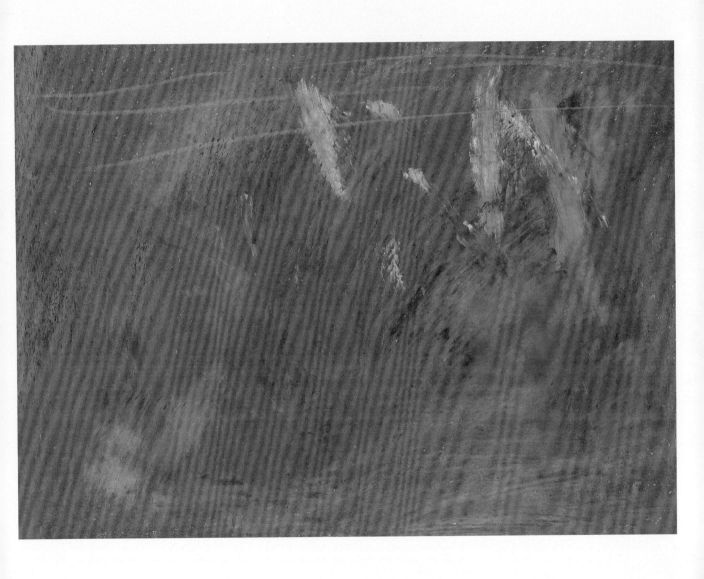

暗藏玄機

070125　26×38cm

乍看這是一幅紅色的單純畫面，再仔細觀察可發現在一片大紅色底下，
藏了一串香蕉，上方深色的橫線正是香蕉梗。

俊余畫畫極其自由，從不擔心畫得像不像？別人看懂嗎？
他一貫的畫法是不停地塗，明明已經畫得很好了，
一下子他又是一層顏色蓋過本來的畫面，在旁觀察常在心裡「啊！」聲連連，
但又不能干涉他，甚至不能有影響他情緒的談話聲，
別忘了他是聽覺敏銳的孩子，一點聲音都會影響他的情緒，
因此這張畫就在是香蕉，不是香蕉，又是香蕉間來回塗抹，最後他滿意了，停筆了，
留下淡淡有跡可循的香蕉線條。

現在的俊余在作畫時，已能很輕鬆自在地陶醉在畫裡，
旁邊的聲音或有人與他談話，對他已產生不了任何威脅了。

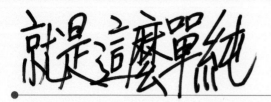

070206　38×52cm

一般人作畫總喜歡在畫裡加上一些個人情愫，
營造出浪漫孤獨的氣氛，並畫上心中幻想的人、景、物。
但在俊余的畫裡，畫好就是畫好了，
他不會畫蛇添足或添油加醋的故意製造氣氛，
造就了他的畫總是特別單純。

他是「不會」，不是「不喜歡」，
更不是故意保留自己單純的風格，
他就是這麼自然地只是畫。

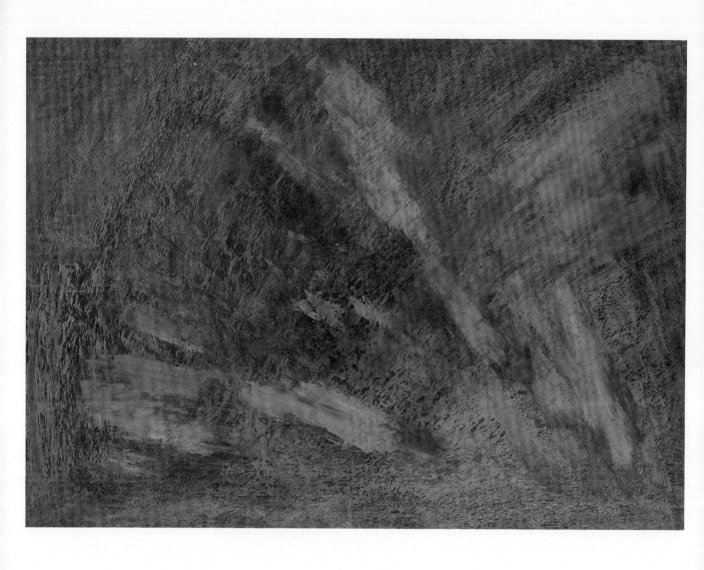

力量就在這裡

070614　38×52cm

他創造了自己獨有的藝術符號，
不斷重複出現在他的非具象創作裡，
由右而左呈放射狀的動態噴射筆觸，
強而有勁的力量，
彷彿是他潛藏已久所爆發出的生命力象徵。
這些符號蘊含著他內心深處的神祕，
他所創造的心靈符號，不容忽視。

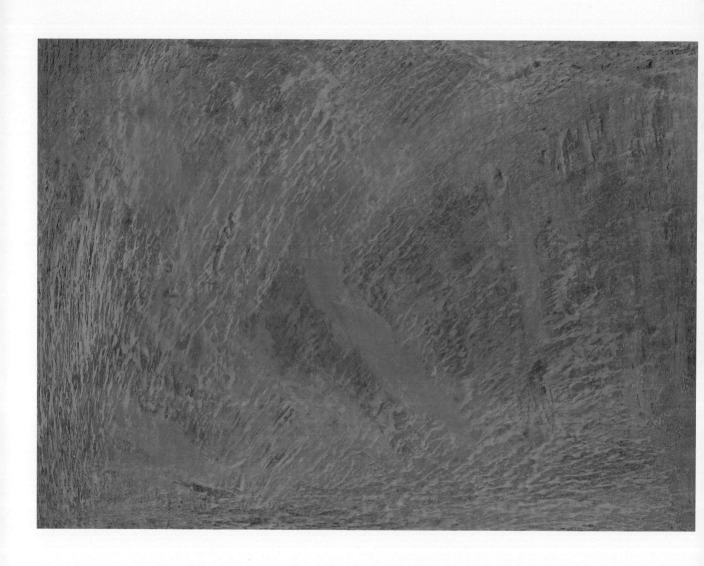

無聲無息

070614　38×52cm

如果他所描述的正是他內在的圖象，
那麼，經常出現的藍色畫面，
是否隱喻著他常處於一種無思考的寧靜？
像在深沈的海洋，非常寂靜，沒有浪潮、沒有聲音，
就是處於一種無聲無息的靜謐，
像回到母親子宮般地安全。

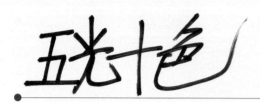

070809　38×52cm

這幅畫的筆觸，
像表演台上快速旋轉的霓虹燈閃爍，
在他的畫裡，
我們看到長期被社會忽視的肯納症者，需要被包容、接納。
他的畫反映了不同族群，也有展現自己才華的空間，
表達了他存在的價值，
也為他未來的人生打開一扇彩色之窗。

人們習慣以具體的事實評斷一個人的功過，
而不善言語、社交能力薄弱的肯納症者又能夠有什麼大成就？
我們很容易忽略他們的感受，
因為他們或許無法與你完整對話，行為表現又往往不如人意，
他們存在的價值也許無法像舞台燈光般閃亮，
但，當一切恢復平靜時，他們就該跟你我一樣：
擁有生存的幸福。

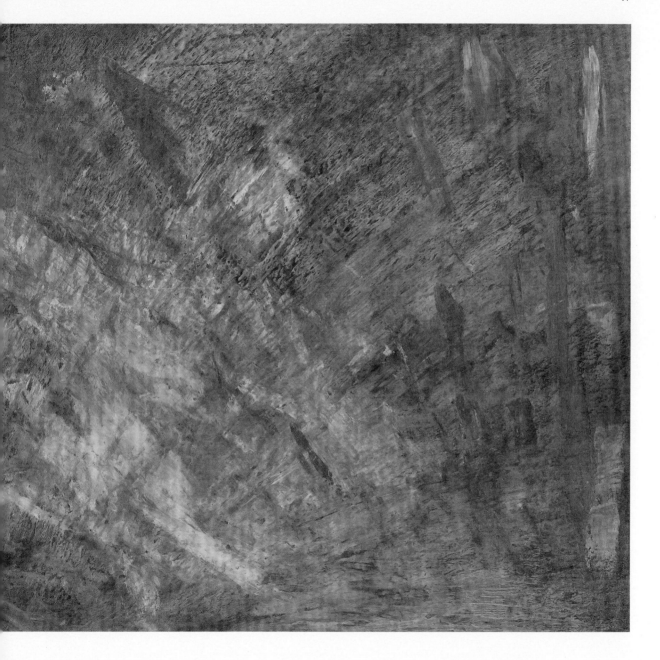

48

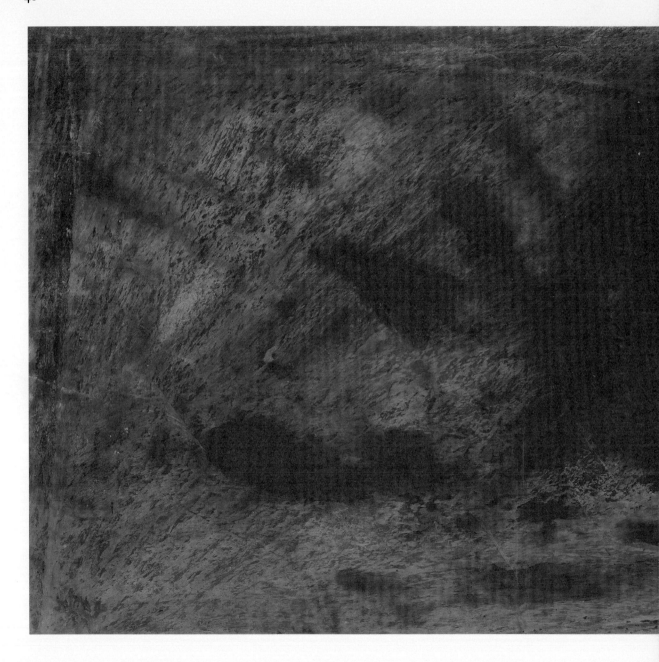

070826　26×38cm

火斂四射

再三展讀俊余的畫，
像一把火照亮了我們原本以為模糊的內心世界，
讓我們有了觀察的依據與線索。

在這條探索的路上，我忽然發現這只是一個火山口，
未來的路像一處待開發的蠻荒之地，
魅惑所有觀畫者的心。

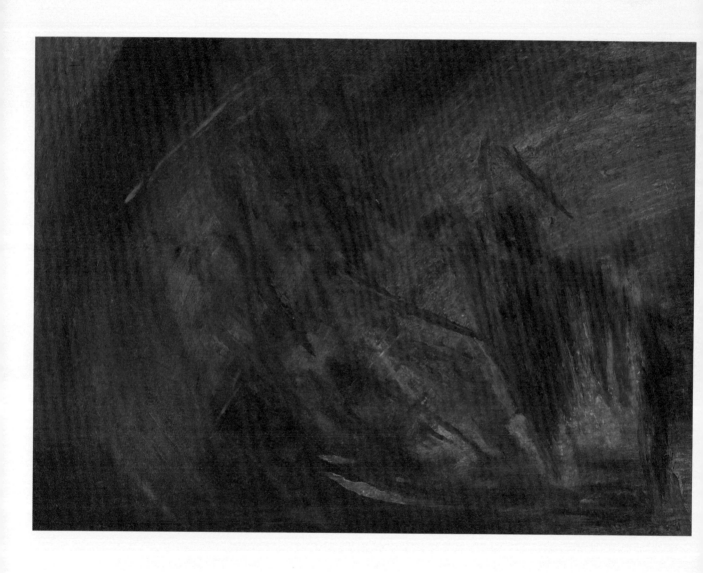

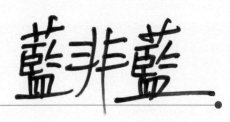

071019　38×52cm

在畫裡看不到混沌，縱使是深沈的色調，
總會露出一些視覺上的篤定，
感覺雖在暗處，但又有光明就在不遠處的清澄感。

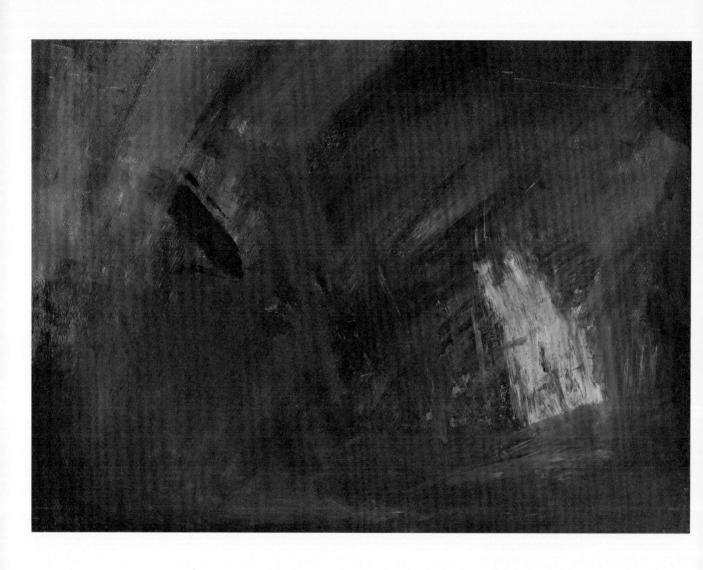

跳出框框

071114　38×52cm

這種盡興在色彩裡的玩樂多令人羨慕！

他邊哼歌邊輕快地畫，一邊又要撕筆衣，
來來回回總要反覆塗它千百回，
直到一幅畫自然形成，
看不出任何矯情造作，
不須事先計劃安排，更不須靈感，不須看心情看天候，
整個創作過程就看他從容不迫地掌握畫面，掌握他自己，
在繪畫方面，他真是太幸福了！

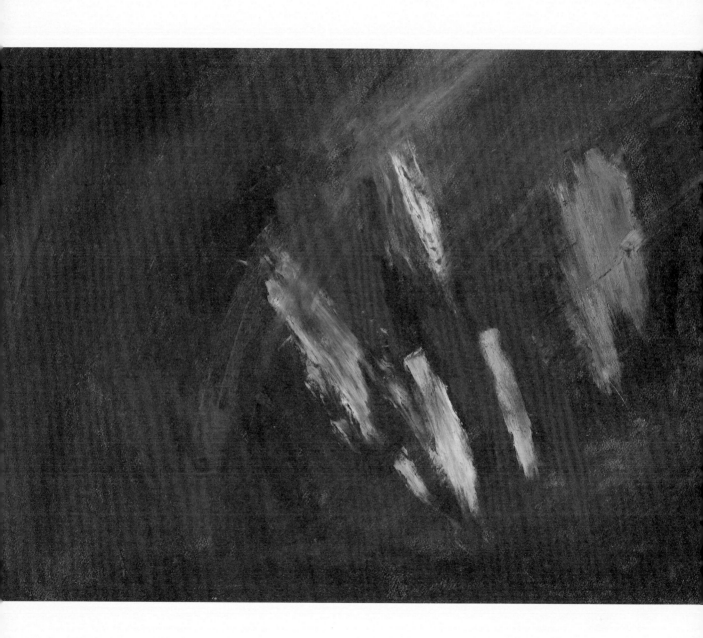

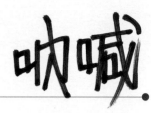

071115　38×52cm

若畫能揭露俊余的內心思維，
那麼具象畫是最直接的線索了。但非具象畫呢？
色彩的艷淡、層次筆觸的快慢聚散、力道的強弱、線條的粗細方向，
都成了解讀的密碼。

這張畫背景深沉，似乎在反映了他沈重的心理壓力，
那筆觸竟與畫出〈吶喊〉的挪威畫家孟克如此相似，
孟克的畫作被歸類為表現主義，以表達精神層面為主，
總是用力掙脫一切外形的約束，陷在幽暗的深谷裡，
向變動不定的混亂世界吶喊！！

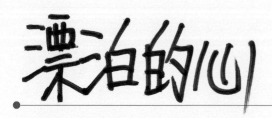

071123　38×52cm

在遼闊的大海中，
他獨自漂泊
始終在等待　黑夜中引導他航行的燈光
　　　等待　一處可以靠岸的安全碼頭
　　　等待　有力拉他登上彼岸的手

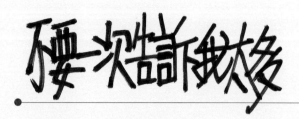

071202　38×52cm

因無法與外界用言語順利溝通，
所有的壓力都來自於只接收指令而無輸出，
內在混亂的訊息無法處理，
導致他常做出令人誤解困擾的過度行為反應。

因為，他一次只能接收一個指令，
當一個指令尚未完成，再給他下第二個指令時，
會令他的情緒緊張、困惑，而做出巨大的肢體反應，
這幅大力塗彩的作品，彷彿背負著沉重的壓力。

第2篇 俊余的具象世界

從第一張畫開始，每一個細節都費盡思量，

該用什麼媒材？哪一種畫具？紙質該怎麼選擇？

畫畫的素材在哪裡？顏料該怎麼給他？一次要給幾張畫紙？

外人看似不起眼的細節，都大大影響他的情緒。

連一個輕聲打斷，對他都是排山倒海的雷雨聲。

再多的繁瑣我們都願意等待，

因為在他畫了一千張圖畫之後，

我們開始期待總有一天，

俊余會自己決定他要繪畫的人、事、物，

決定告訴我們更多心事。

　　一般的繪畫過程都是遵循著既定的法則由素描入門，學習遠近前後關係、大小比例、明暗濃淡等技巧的練習，再經由練習具象畫後，進入創作的領域。而俊余正好相反！這孩子不是用我的方法去教他，而是用他的特性引導我，讓我學著順勢而為。

天寶‧葛蘭汀（Temple Grandin）在《傾聽動物心語》一書裡提到，肯納症者與一般人之間最大的差異在於看到的「異」總是比「同」多，看到的樹總比林多，因此總是見樹不見林。我很好奇同樣的東西在彼此的眼中其差異性為何？有一次和一群大孩子在田間散步，電線上停滿了密密麻麻的麻雀，我一時好奇問大家：「那是什麼？」孩子們都回答：「電線桿」，我又再追問一次，還是回答：「電線！」直到最後才有人回答：「鳥」、「很多鳥」。這才驗證了天寶所說，他們或多或少困在片斷感官資訊裡，無法一眼看到完整的物體，他們所看到的是播放幻燈片的方式，先看到前景再切換到另一物，最後才拼湊成一個完整的物象。

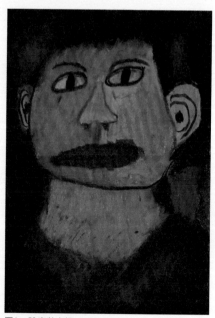

在俊余玩蠟筆的三個多月之後，我們就開始醞釀讓他畫具象畫，以既興奮又期待的心情，任由他的筆觸帶著我們往前走。他畫了第一幅人像畫〈陳素秋老師〉（圖1）並沒有令人太驚訝，他先畫一個大臉龐，接著畫眉毛、眼睛、鼻子，他畫的眼球是直的，鼻孔用力塗兩個黑點，嘴巴又大又

圖1　陳素秋老師

紅像隻變形蟲，大大的耳朵順著耳廓畫一圈圈像聲波的弧線，特別地引人注意；至於著色，則不像抽象畫那般一再地重疊，而是填滿就結束了。我們曾經懷疑過他到底能不能畫具象畫，因此這張畫特別珍貴，俊余爸非常珍惜，裝框後一直擺在客廳明顯的地方。此後，抽象畫、人物畫、靜物畫就穿插在他的繪畫時間裡。

該怎麼讓肯納症的孩子提筆畫具象畫？在過程中，我觀察俊余的一舉一動，有了些歸納：

到何處尋找適合的素材？

當俊余住在肯納園時，早上會和同伴們一起在廚房活動。肯納園的廚房兼具多功能教室，又大又明亮，於是廚房的鍋壺碗盤、蔬菜、水果、魚蝦等無一不是作畫的題材；隨著季節的更迭變化，還可以彩繪應時花卉。生活中的人事物，都是他繪畫的素材；在園區出入的同伴、工作人員、寵物等。花蓮鄉下是寬廣的世界，路邊撿回斷了氣的鳥、水塘裡孤獨而死的青蛙、爬行的菜蟲、昆蟲、腳踏車等都一一入畫。

對於畫什麼題材他照單全收，老師能做的，只是事前提醒他觀察對象的特徵。剛開始他看一眼後就埋首沉醉在自我的創作裡，物象只是一個引介點；隨著經驗的累積，他對物象的注視逐漸增加，很明顯地看到他兩眼跳躍在紙張與對象之間；他的學習是自我摸索式的，不用太多外力介入。

當俊余回到宜蘭的家時，客廳是他的畫室，爸爸則忙於準備題材，就等著他喊出：「我還要畫！」俊余爸媽特地去市場找最新鮮的魚、蝦來當畫材，還

慎重地鋪上姑婆芋葉片；親戚朋友也自然加入模特兒行列；而最常入畫的則是家裡的達利紅唇、貓頭鷹玩偶和木雕達摩，身邊所有一切都是他作畫的對象，這無非提供給俊余更有彈性的繪畫空間。

如何引導俊余構圖？

物體的擺放難免有橫向與直立的問題，若不幫他安排，他一律將紙橫擺，因此該直立的畫面他以橫的方式處理，展現另一種壓縮的趣味。有時我在擺設諸如電扇、長形瓶花、站著的人等造型時幫他將紙擺直，幾次以後，他已會隨造型的寬窄決定紙的橫直擺向。這大概是我唯一左右過他的地方。

俊余作畫習慣用黑色構圖，若黑色用完了則隨興之所至，沒有選色順序或固定色彩的偏好，任何顏色都曾被用來構圖，這方面他表現出某種程度的彈性。他心中也有用色基準，什麼顏色最先畫，則以所畫物象決定色彩。

如何提供他適合的顏料與紙張？

在顏料的供給上，我們也考慮過多種方法，是一次給一盒？或某些顏色用完了隨即補充？這有許多層面的考量！太自由怕被濫用，太限制又流於規範，我默默觀察的結果，發現他不會因某色用完了就停滯不前，他可順手隨意用任何顏色，直到盒子裡只剩粉色系的中間色調；如果新的顏料盒出現在他眼前，他一定要撕掉外層的塑膠膜後和舊的顏料放在一起使用。不管他是否需要再開一盒新的顏料，我發現當舊的已不敷使用時再提供新顏料，這是比較恰當的做法。到目前為止他尚未主動跟我們索取自己想要的顏色！這是未來值得期待的事！

在具象畫方面,所用的紙採用對開紙。紙張大小必需考量平日作息,以免因太費時畫不完而引起情緒困擾,於是我先揣摩自己用蠟筆畫對開紙的困難度與耗時度,才決定俊余能夠畫的開數。令人訝異的是,他拿起紙毫不考慮就能夠完成構圖!下筆到完成所花時間約需二小時。但紙愈大磅數也增加到300磅,如此才能承受在大面積上來回使力的勁道。

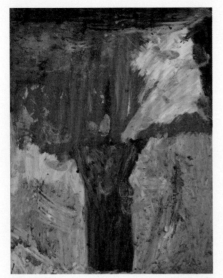

圖2　瓶花　　　　　　　　　　袁嬅嬅收藏

為了讓他嘗試不同的材質,我也同時讓他使用油畫棒及畫布,油畫棒的好處是像蠟筆一樣方便,不必像油畫顏料管一樣有分量多寡的顧慮,也省去了調油及洗筆的善後問題,那些複雜步驟非他所能掌控。剛開始使用油畫顏料時看得出他的小心,他甚至不做重疊,與畫油性粉蠟筆之初一樣,只是平塗式地填滿整個畫面,幾次後他已能掌握樂趣。當他掌握了油畫棒的要領後,他在一張約40號的畫布上忘情地用盡力氣雙手沾滿顏料,完成一張充滿生命力的瓶花之作(圖2),與二十世紀法國野獸派畫家盧奧的畫作一樣有著厚塗的粗獷、奔放與強烈的浮雕感。

俊余愛玩水,泳池中的他有如魚一樣善泳,畫裡成放射狀濺出的線條,就像他手中玩弄的水那樣生動,他喜歡看水的漩渦:馬桶、洗臉台、碗裡的湯、水裡石子濺起的水花……他更愛玩液體變固體的遊戲,看蛋如何變成蛋花湯、荷包蛋和煎蛋!我猜測,他一定也愛玩水彩,尤其是那黏黏稠稠的液狀

有如蕃茄醬。他曾為了畫一張全開的宣紙，足足用掉一盒廣告顏料，把一大瓶玻璃罐裝顏料像挖沙茶醬抹得一乾二淨，直到每一個瓶子都乾淨透明，他才像廚師料理完大餐般露出如釋重負般的表情，那張作品分量夠重，卻因顏料太厚而龜裂以至於無法保存。水彩偶一為之可以，真要他認真畫，他非擠光每一條顏料不可。浪費、節儉的觀念對他來說太抽象了，選擇適合他的材料，讓他好玩又愛玩才是重點！

可以帶俊余到戶外寫生嗎？

老是畫靜物，何不帶他去寫生？這是一個進階課題，要有周全的準備。肯納症者的挫折容忍度是一般人無法理解的，紙被風吹動了、昆蟲不停在身邊干擾、突然出現刺激他視覺的影像、旁人無意中的言語、畫架倒了等等預期之外的變化，都可能有意想不到的狀況發生，總不可能搬張大桌子四處去吧！

俊余繪畫時力道很大，畫架承受得住嗎？俊余有搬桌子到室外畫的經驗，所畫的對象是近在咫尺的景物，至於遠處，就如天寶・葛蘭汀所描述的，「他看到了什麼？」他畫的是離自己很近的房子和樹，更遠處則是以前接受的經驗，畫山就要畫上雲和彩虹。我發現他無法觀察遠處，也許那對他來說太龐雜了，他不會取捨要或不要，沒有一個具體的目標。

俊余媽有次慘痛的經驗，母子倆在日本旅遊時去看丹頂鶴，媽媽指著飛往山區的丹頂鶴問他：「那白白的東西是什麼？」以我們的想法「當然是丹頂鶴啊！」但他可不這麼看，山裡的白點當然是白雲！在幾次答非所問後，俊余生氣了，狠狠捶了媽媽！讓媽媽好難過。

寫生潛藏著無法預測的風險，不光只有畫畫這般單純。最後還是回到俊余本身對繪畫的議題，是讓他畫他喜歡的？還是畫我們認為他該畫的？這件事對他來說，也許玩的過程大於畫畫的結果。

當他在繪畫時，該如何引導他接受更高的技巧？

凡是非自我親身的觀察與體驗，就不屬於自己，利用外力介入的想法，就無法強加於俊余，因為他無法了解！舉個例子來說，常常幫孩子們剪頭髮的理髮師有著前凸後翹的體型，但是俊余畫她時，仍然畫成前後兩條直線的僵硬身材，於是我好心地在我的肚子及臀部各比了圓弧形的手勢，又在他的畫裡比了比，他馬上會意過來，在前後各加了半圓的線條，代表凸出的肚子和翹起的屁股（圖3），別以為添上的這幾筆表示他理解我的想法，往後他也在畫好的人體上偶爾填上兩個圓弧，還塗上與衣服不同的色彩，成了畫蛇添足般地突兀，我終於體悟到有時候教他並不一定能幫助他，因為那並不是經由他自己的觀察而來，反而害他以為畫人都要加上這奇怪的線條。

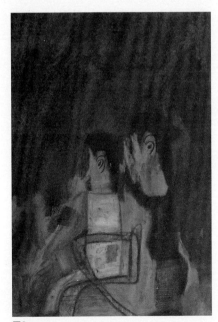

雖然到目前為止他的人物畫一直是僵直的線條，與近乎機械似地剛硬，但那與他平時的行為舉止不正相契合嗎？相由心生，這一切也透露出他所欠缺的柔軟。

圖3

不停地在室內畫靜物，俊余不會膩嗎？

對於一再地以室內靜物做為描寫的對象，俊余的感受如何？他會厭煩嗎？看久了我才發現，他對「我在畫畫」的樂趣，應大於「我在畫什麼」吧！也或許他用實驗的精神去看待畫畫這件事，畫同樣的魚、貓頭鷹或人物，他表現的手法各異其趣，而且愈來愈有深度，很明顯地他在自我切磋，我抱持著看他如何自我突破的態度去等待。

有一次他又在畫方形花器，終於發現受光面與逆光面的差異，我發現他眼睛一亮，拿暗色筆在陰暗面用力塗，用自己的方式表現立體感，此時我好像進入他的內心與他同樂！有一天，俊余爸也像發現新大陸般興奮地說：「俊余終於畫出了書的角度！」（圖4）

我有時候很佩服俊余的精神與精力，常常一坐下來就是兩三個小時，兩隻手沾滿了顏料也不在乎，因此常在作品上留下我們認為妨礙畫面的手印，要告訴他這樣不好看嗎？如果他對此沒有美與醜的分別，就不會刻意去防備的，對於這點，只有耐心等待他的發現！畢竟他不是為我們而畫，他畫是因為他喜歡做這件事。

就算是畫畫，他也總是在別人安排的情境下毫無意見地接受，然後認真地畫。如果他能夠有自我

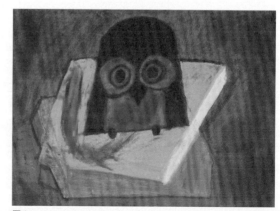

圖4

決定的能力，決定自己作畫的主題，他將更自由，也許他會選擇我們意想不到的題材作畫。要到什麼時候他才能決定自己作畫的時間、地點，以及所有與繪畫有關的人、事、物？俊余畫了近千張作品後，我們開始對他有了新的期待！

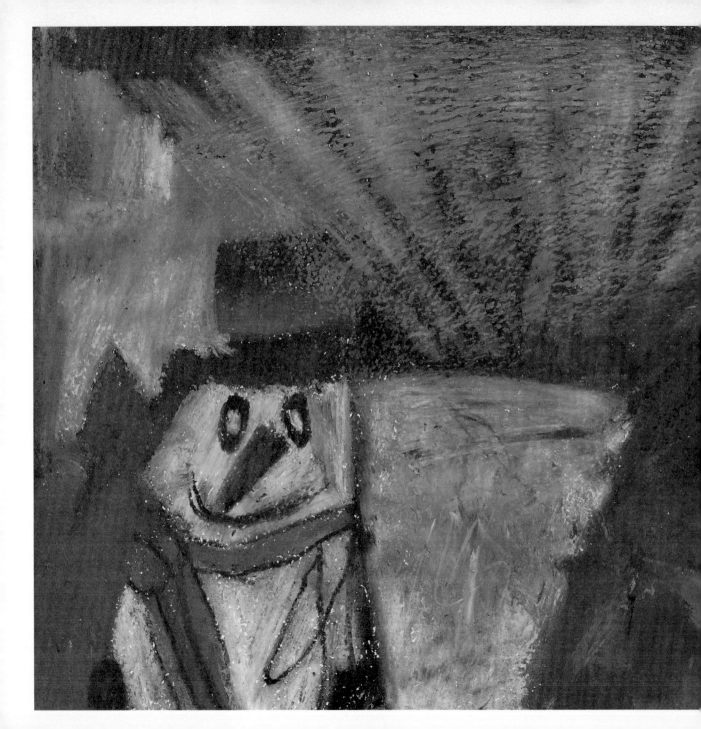

耶誕雪人

070102（2007年1月2日）　　26×38cm

平時他喜歡拿著原子筆塗鴉寫字，就像在走路時一樣快速，他邊說邊寫，說的都是單一名詞，是記錄性的，複誦式的，不停地說著生活中接觸過的人、事、物及地名，其中一定少不了只有他自己知道的數字及日期。

有一天俊余爸爸帶他到我家裡，我試著讓他畫我，這是他第一次用蠟筆畫具象畫，因此我先要他看著我的臉，然後一一描述頭部、臉部的結構及造形，目的是希望他能觀察再下筆，他很快地用黑色筆以畫圓的方式描出輪廓，接著上色，第一張物象畫就這樣產生了。

往後我常找不同體材讓他畫。當他畫這個小盆栽時，我很驚訝他將主題鎖定在耶誕雪人，植栽則用模糊的方式處理；植物不是他要的，拿著紅星棒的耶誕雪人，才是他生活中印象深刻的過節景物。最近幾年肯納園會幫孩子辦耶誕晚會，因此這張畫裡主題很明顯地當然是耶誕雪人了。

由這張畫可以得知，他所描述的是內心對於現實生活的渴望（如家庭聚會、旅遊、節慶活動）。他與一般小孩一樣，有著同樣的童真幻想，希望得到耶誕節的快樂。這張畫證明了，辦節慶活動對他們的生活需求是有幫助的。感謝俊余告訴我這個聖誕節的祕密。

大舅媽

070112　38×26cm

一直很好奇俊余對具體物象的表達方式，發現他會忠於所看到的基本架構。這一天大舅媽來當模特兒，雙手擺在胸前，正襟危坐地看著俊余，他仍是以一貫的手法用黑色線畫輪廓後，開始塗頭髮、眼睛、嘴唇、臉部，然後才是衣服跟手。

你是否發現人物的眼球，像貓一樣是直線條而非圓球。耳朵的畫法很特殊，有些孩子在畫人物時常常會漏畫了耳朵，俊余不但畫了，並且加大，那一圈圈的線條，像聲波一樣擴散及凝聚，透露了他是一個對聲音感覺敏銳的孩子。這張畫造形雖然簡單，但手部卻有畫龍點睛的效果。素描課老師常要學生練習畫自己的手，手是人物畫裡很關鍵性的部位，但在整個畫畫的過程，這似乎沒造成俊余的困擾，他很自然地勾勒出交叉的雙手及手指上的指環，他不必顧慮手指的長短、關節明暗等表現技巧，他就是這麼自然地完成，沒有猶豫、沒有停頓或困擾，不禁讓我暗自讚嘆他真是一位天生的畫者。

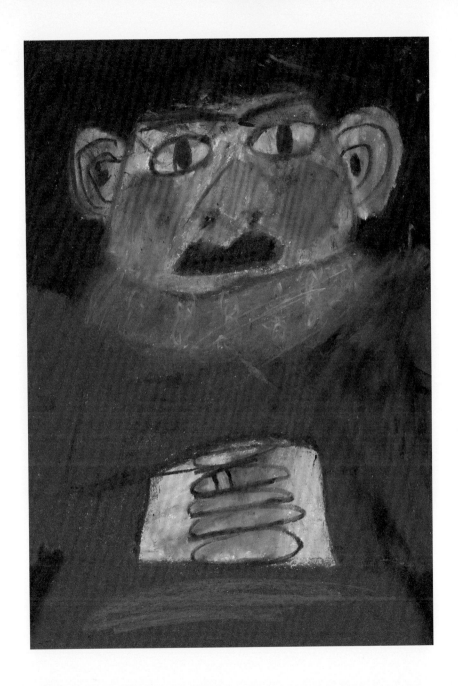

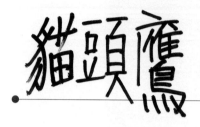

070208　38×26cm

同樣的貓頭鷹玩偶一再出現在畫裡，每張都有不同的展現手法，無論
是構圖佈局或色彩，都各有特色。肯納症者在許多方面的表現，常常
是固定行為模式，但在這方面俊余卻又有180度的不同，看不出墨守
成規的自我設限，張張變化多端，令人不禁要問：「這都是同一個人
畫出來的嗎？」

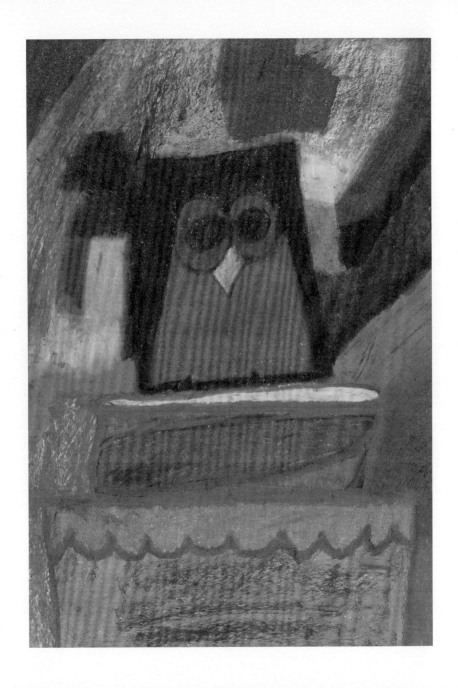

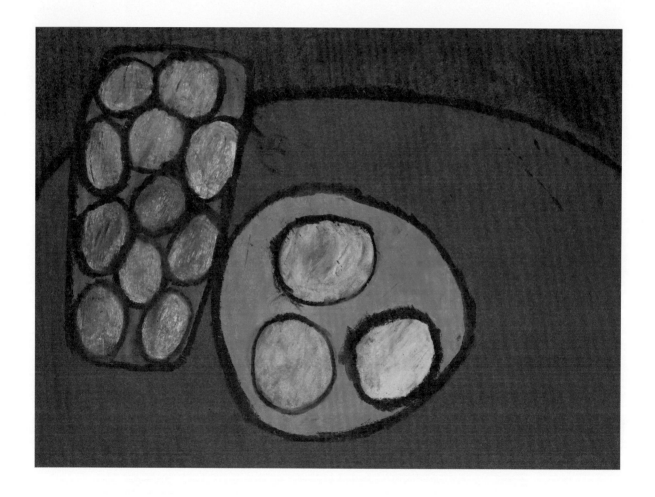

罐裏的餅乾

070227　38×52cm

這麼單純的線條與色彩，構成一幅沉著安定的畫面，無獨有偶都用圓的線條表現，這麼單純、直接地畫出罐裡的餅乾及盤上的橘子，他不必擔心罐子裡的餅乾要怎麼表現出它的重疊位置。他拿起筆就是一個圓圈接著一個圓圈，擺滿整個罐子。啊！就是這麼簡單，何需在意它的前後上下左右關係，也不在意桌子本來是白色，而罐裡的紫紅色，是讓整張畫溫馨的要素。

俊余家有許多罐裝食物，糖果、餅乾、堅果……等非常豐富，但並未看他無節制地把零食吃光，它們非得裝罐的原因，應是俊余拆光了所有的包裝紙。

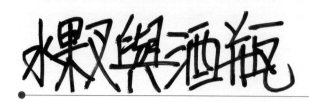

070403　52×38cm

這段時間陪著俊余畫畫，有時讓他自由塗彩，有時則四處搜尋可讓他畫的對象，希望經過一段時間後，他可自主性地決定自己要畫的內容與題材，現階段他對物象的表達仍處於被動地等待安排狀態。

畫裡的酒瓶與水果叉是大小差距滿大的物體。大小比例、前後關係對俊余來說不造成問題，他能夠在既有的空間裡隨意畫上眼前的靜物，且毫無困難地擺在應有的位置，自然構成一幅和諧的畫面。

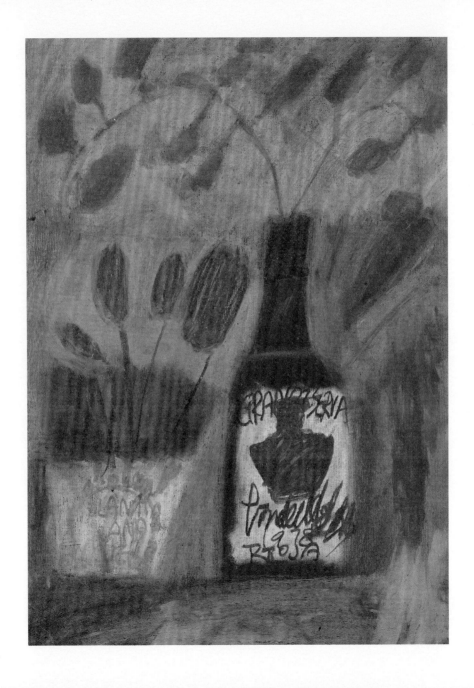

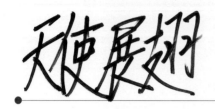

070412　52×38cm

可愛純真像天使般的化身，這大概是俊余的內心世界吧！

有如天使翅膀的手，自然下垂著，像等待展翅的天使，隨時要翱翔探視這未知世界，他甚至不在乎有幾根手指頭，他平日做事細心、規規矩矩，凡事按部就班，但在繪畫上的表現，卻完全不同於他的行事風格，他到底是誰？為何有這麼多的面貌？運動時他是個卯足勁的運動員，表現傑出，多次得到各種特殊獎項；在廚房料理時，他又像個廚師般收放自如，能做出好吃的料理；園藝時間，又彷彿是個熱愛園藝的園丁。但他漏失了最重要的語言溝通與社交能力，讓他在與人互動中頻頻出現嚴重的差錯，要如何開啟他這扇良性溝通的窗口，是我們一直努力的目標。

在畫裡他對於一件事物的看法，會以多元方式表達，他也能欣賞美麗事物，透過繪畫表現對美的鑑賞能力。由畫裡看出具有這種美的鑑賞力的孩子，同時也具備著多元的能力，為什麼會有這樣的能力？其他孩子是否也具有這樣的能力，值得長期觀察及研究。

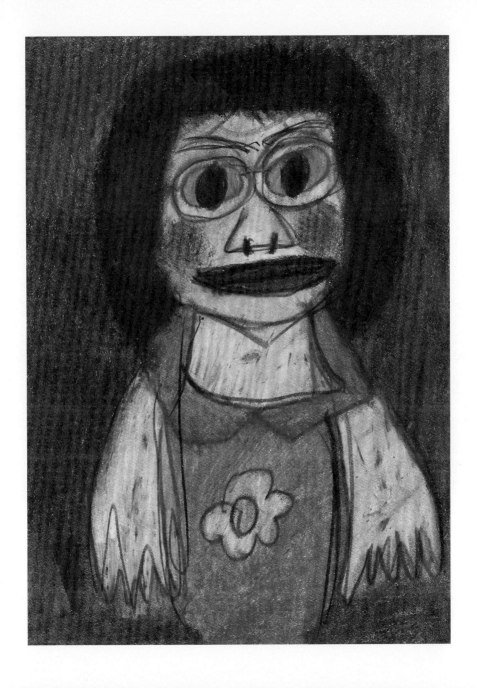

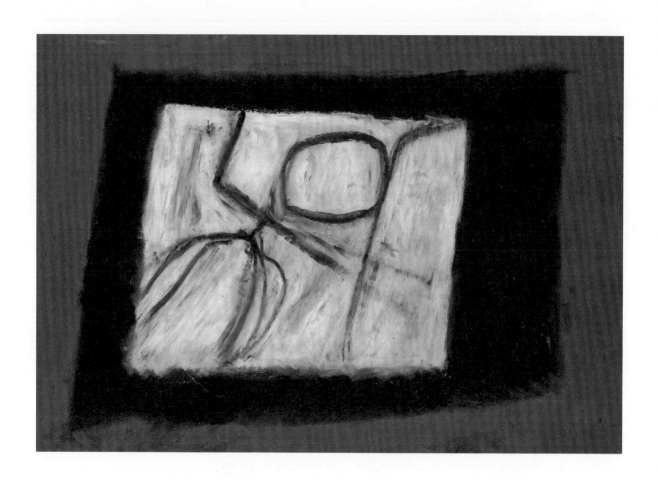

折斷的眼鏡

070521　26×38cm

色彩與情緒有關嗎？

色彩的表達往往與情緒有互相關係，我一直想在這裡找出端倪，發現俊余每次用新的顏料，最先取用藍色系，再來是紫色、褐色，最後會留下一堆中間粉色系。然而，平時在對他的觀察中發現，他在選擇色彩時，似乎也與情緒沒有太大的關聯，難道他對色彩選用只依自己的喜好來決定先後順序嗎？

但在這張「折斷的眼鏡」中，透露出的訊息很明顯表達俊余受到情緒影響，在抓人眼鏡數十次的過程中，都是緊張不安的最直接反應，他無法用語言說出內心的想法，只好在焦慮生氣時，抓下對方眼鏡，然後用腳踩破鏡片，撿起鏡架，再死命地折彎到變形，這是他發怒時的一貫動作。這就是他的替代語言，他在告訴人「我生氣了！」至於為什麼生氣？我們只能就當時的情境猜測。有時答案很明顯，有時仍要排演追溯時間、地點、人物、對話，像齣默劇，最後答案不一定是真正的答案。每一次他發怒，我們都希望是最後一次，每一次都期待他能脫口說出「真正生氣的原因」。

這張由灰、黑、藍組成的畫面，不正說明了他沉重的心情嗎？在多年的摸索探究下，他的動機已愈來愈明朗，我們比較能掌握他生氣的原因了，可喜的是在沙盤演練下，他漸漸能在被引導下說出、畫出生氣的前因後果，並盡量做到預防此類事件的重複發生。這都是在語言能力薄弱，就轉移到由圖示來表達的策略，已在他身上展現效果。

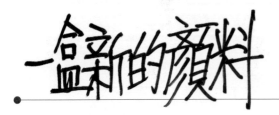

070526　52×38cm

想一想，一盒新的顏料，自己會先選用哪種顏色？這個問題真是傷腦筋，有時候太多顏色反而是個困擾。

在陪伴俊余的過程中，他畫完一盒又一盒新的顏料，我卻不曾看他遲疑，他約略掃描一下，就選出自己要的顏色，剝除筆衣暢快地彩繪。

畫這幅鮮艷亮麗的靜物畫時，他拿到一盒新的油性彩筆，他幾乎用了每一枝色筆，並且井然有序地區隔許多小色塊，以享用蛋糕buffet的心情品嚐每一種滋味，深怕遺漏任何一種味道，他心滿意足地畫出這張色彩豐富的盆栽蘭花。

一直以為每盒新顏料，他會優先使用喜愛的藍色顏料，並完成藍色主題的畫面，顯然這觀察並不是絕對。

俊余這張畫的用色順序，顛覆了我對他刻板印象的主觀認知。

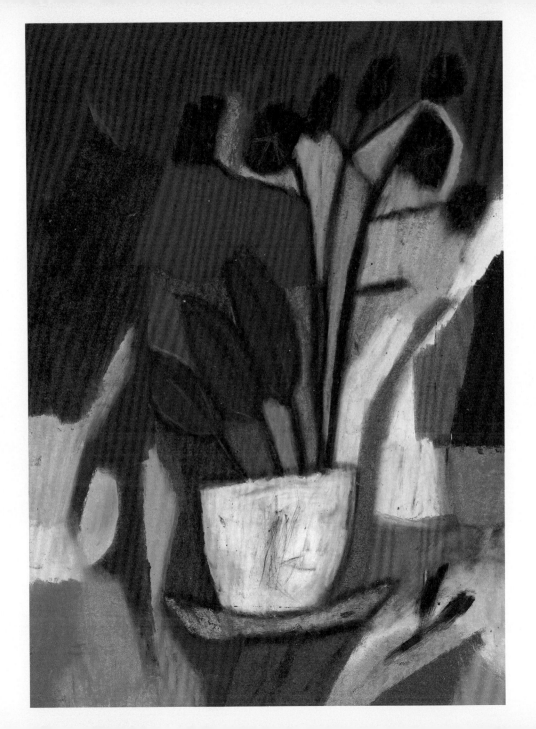

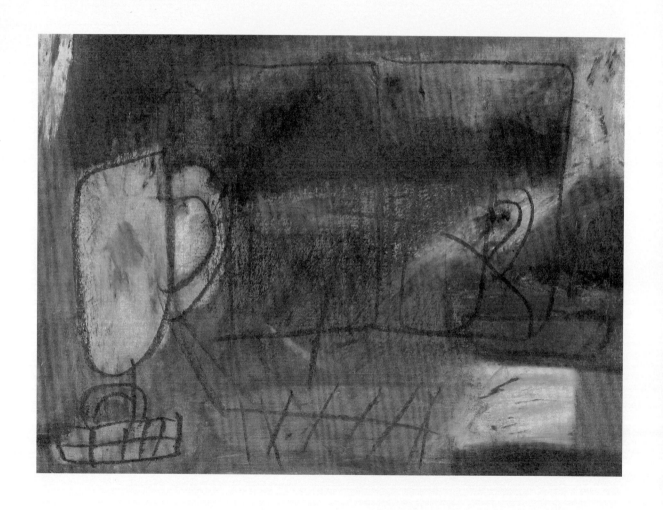

我會自己摔破杯子

070708　38×52cm

這件作品是在他摔破杯子後，由爸爸引導他畫出這個事件的過程。

一個一就是一、二就是二的孩子竟然可以這麼自由，不拘束於他所知道的外在形式。這是一般人很難達到的「形的放逐」，我們總是將自己釘得死死的，一個畫面就是一個空間，但在畫裡，他用自己的繪畫語言，表達事件發生的過程與結果。用色及線條是那麼輕鬆自然，畫與心情都完全相背離。

摔破杯子的心情應是沮喪焦慮或害怕，但他沒有使用陰暗的色調，反而是用浪漫的粉紅色調，難道摔過東西後的他，心裡反而充滿壓力釋放的快感嗎？

畫面上的兩個長方形紅框是櫃子，櫃裡的杯子用一線條往左拉到完整的黃杯子下方，有一短線連著一個有格子的橫倒杯子，表示杯子從完整到破碎的動線，最後結局是中下方粉紅色的破碎的杯子。

摔完杯子的他，見到人的第一句話就是：「我會自己摔破杯子。」他無法理解這句話的真正含意，即使最簡單的「我摔破杯子了」都組合困難，這也難怪他屢屢以摔破瓷器、玻璃等易碎物，作為他發洩憤怒、焦慮、不安的管道。若良性溝通方式，不在他身上產生作用，暴烈方式將持續不斷，所幸這樣的暴烈已有逐漸減少的趨勢。

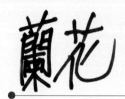

070823　52×38cm

在看似隨意畫出的作品裡，每張都具有相當程度的完整，重要的是，在他的畫裡我看到了他獨具一格的審美觀。

沒有學過色彩學的他，天生具有對色彩的敏感性，無論是相異色、對比色、調和色，都在塗塗抹抹中，顯現出令人驚訝的絕佳色感。他有自己一套獨特的用色法則，使得畫面洋溢著既現代又絢爛的光與色之匯集。

他的畫就是他審美能力的展現。

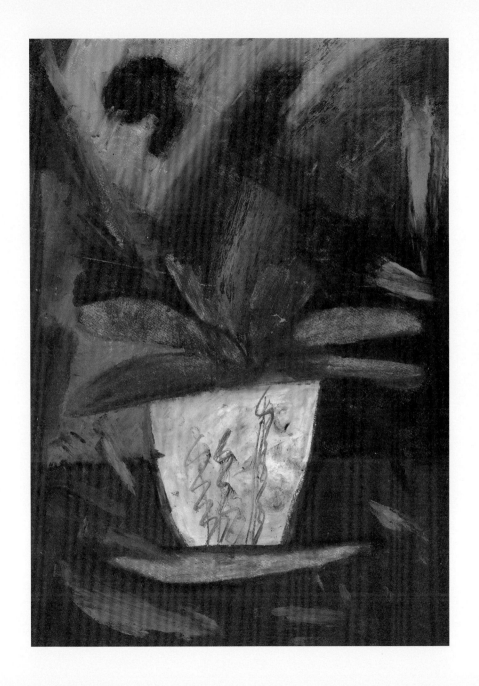

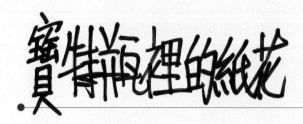

寶特瓶裡的紙花

070824　38×26cm

這瓶紙花已畫過多次，但他從不反應是否畫過，每回都不動聲色地用力畫著。

對畫過的題材，其他學生最常說的就是：「這東西畫過了，換個別的吧！」但俊余不會表達自己的想法，縱使不喜歡，他也一聲不吭地照單全收。

他高興嗎？不！！他很生氣，但他不會說：「我不喜歡！」、「我討厭！」、「我不要！」，他總是默默地畫，然後來個情緒大反撲。所以想要了解他，想要不傷害他，就要學會先充分觀察他的眼神，讀他的唇語、他的肢體語言，接觸手指時，先感覺他的情緒再親近他，以免雙方在不了解中受傷了！

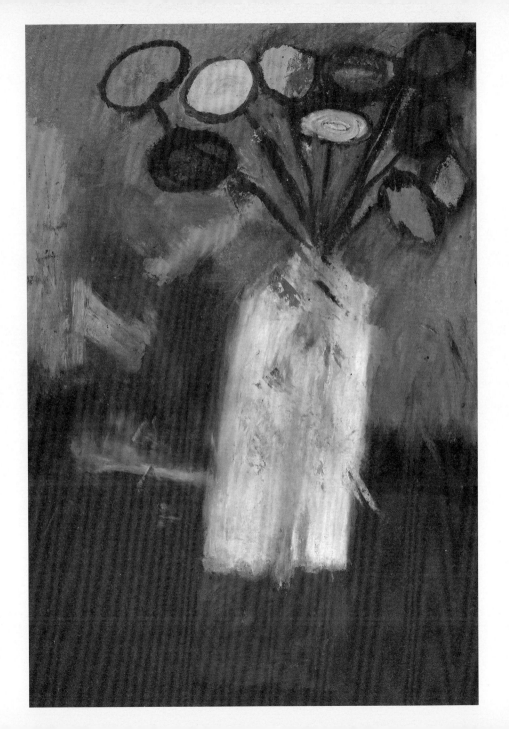

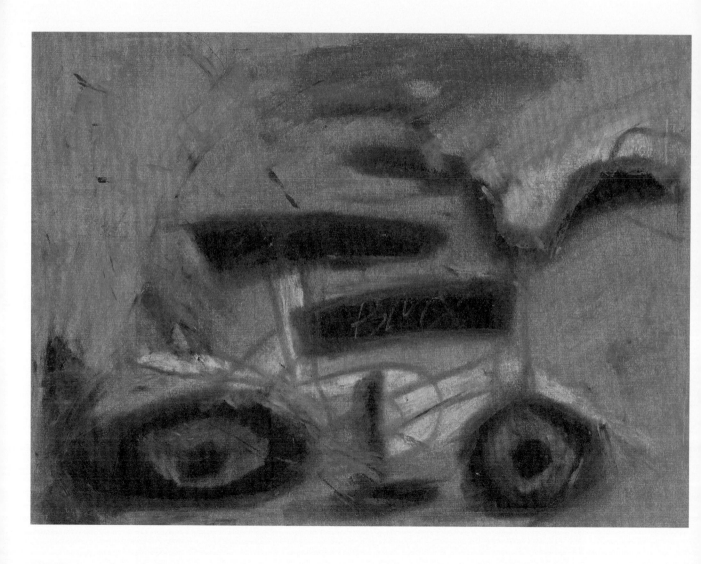

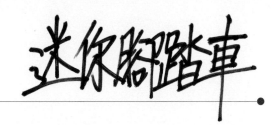

070904　38×52cm

總有一群人默默地付出愛心，溫暖社會的每個角落。肯納園長期接受善心人士的財物與精神資助，深深地感受到這股力量是大家走下去的最大支柱，圖中小腳踏車正是愛心者的捐贈。

豐田視野寬闊，一年四季有各種不同的綠肥植物彩繪每一畝田。騎腳踏車四處賞花玩水採野菜，是不可少的戶外暨社交活動，肯納園有許多腳踏車，等著你來騎鐵馬遊豐田。

綠色大地裡的小車，是他從騎車的愉快經驗裡與物象做一個感情的聯結，彷彿在訴說肯納園的單車活動，在他生命中是一段曾體驗的鄉村生活。

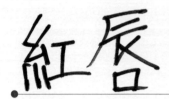

070918　52×38cm

血紅的嘴唇透露了什麼？幾乎每一張人物畫都是大大的紅嘴唇。這不免讓我聯想到達利的紅唇沙發。它通常隱喻著性的象徵，這樣一個青春體力旺盛的年輕人，他們對性的需求如何表達？如何處理？

俊余的爸爸媽媽用開放而自然的態度，引導及面對成年肯納症者的生理需求，以不強調也不忽視的態度，教導孩子在適當的時間、地點，做適度的渲洩，這不僅是孩子的問題，也是家長的課題。

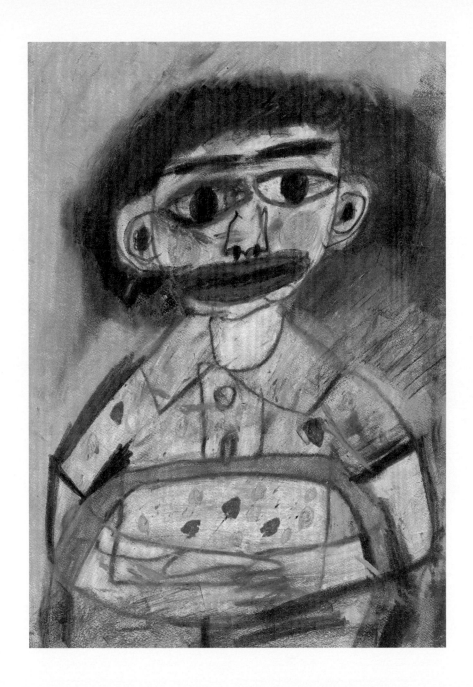

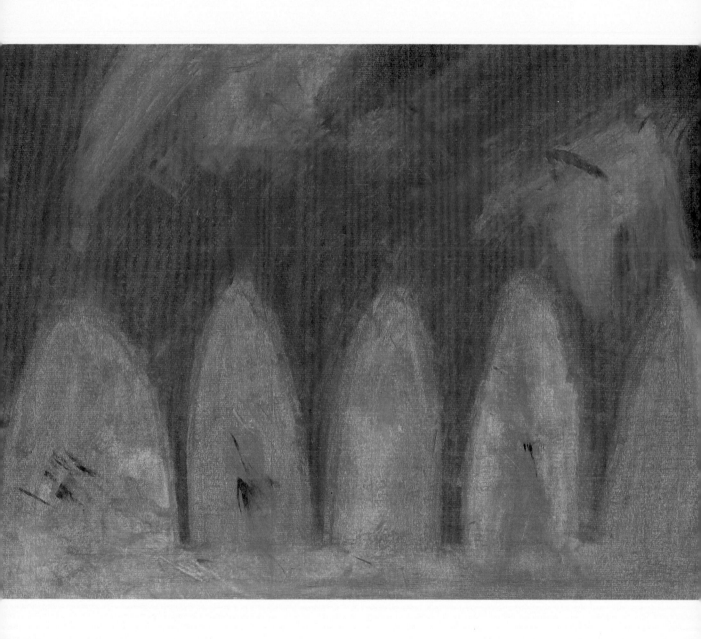

五個沙堆城堡

070921　38×52cm

肯納園的孩子們原來是都會裡的飼料雞，自從住到肯納園後，已練就出一雙健腳，大夥兒常常騎著腳踏車四處去，幾公里外的花蓮溪，是我們最常造訪的地方，溪水清澈而湍急，河床有沙灘、石頭，老老少少手牽手，赤腳溯溪戲水，兼玩石頭，哪個不愛？只有俊余都在第一線就停下腳步了，一個人蹲下來玩沙，他喜歡將沙堆成各種形狀，有時像一條龍彎彎曲曲，有時又像山洞一樣高高低低，用手來回打洞穿梭，玩得起勁，完全無視於同伴已遠離，他陶醉，他自得其樂，不禁讓人羨慕起那忘我的心境。

這張作品是首次嘗試，要他在沒有物象的情境下，以回憶的方式作畫。我先和他交談花蓮溪的經驗，問他：「你在溪邊做什麼？」再請他畫下來。他主題明確地記錄了他的花蓮溪之旅，並在背後寫下：「我在花蓮溪堆五個沙堆沙堆城堡。」

這張畫還有繼續發展的空間，將記憶拉回與人的互動，及對景物的空間概念，人與景的遇合，這是由俊余視覺上的客觀世界，進入他內心世界的入口，我們將在他的帶領下，與他一起分享他的心靈世界。

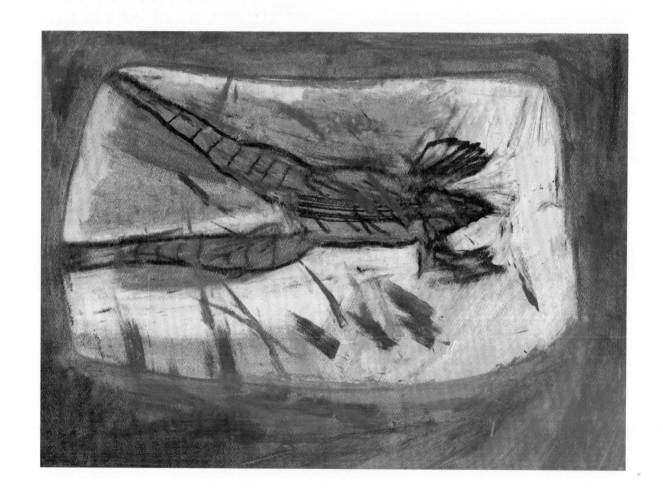

牠不再唱歌

071024　38×52cm

長期居住都市的人，對人生最美麗的規劃，就是有朝一日能過田園生活，位於花東縱谷上的肯納園，自然就成了許多人想要度假之處。但鄉下蚊子很令人頭痛，它是提供蚊子產卵的最佳場所，還好有訪客提供生態池的概念，養大肚魚等小魚來吃孑孓，魚的排遺還是水生植物的養分來源。

當我們決定弄個生態池時，就帶著孩子到笠川去捉大肚魚。捉魚！談何容易，守了半天魚不來，卻來了一堆福壽螺，俊余竟是唯一捉到大肚魚的人。放養的水生池在一個多月後的某一天，竟然傳來了腹斑蛙「給～給～給～」的鳴叫聲，原來那天蝌蚪也跟著魚一起回來了！這隻青蛙也許是太寂寞了，牠不再為我們唱歌，我請俊余畫下牠最後的身影後，讓牠回歸大地。

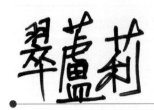

071027　52×38cm

經過長時間的觀察後，我相信俊余絕對有能力精準地描繪出物象的外形，但畫得很像又如何？這幅畫我對他有更多觀察上的引導，我只是好奇的想要去試探經我介入後會有什麼結果？在一步一步的剖析葉子及花的形狀後，我牽著他的手去摸去感覺，他畫下了這張插在錐形瓶裡的翠蘆莉。

他的觀察雖不是很仔細，也許無法理解觀察和表達間的連結，但一向畫路自由的他，總能在一定的空間裡，恰當地安排物體各自的位置，我擔心給他「物象觀察」的指示，會讓他焦慮。然而當他畫完，翻到背面寫日期時，態度依舊輕鬆自在，並沒有因為我的干涉而產生情緒波動，我多慮擔憂的心才放下。

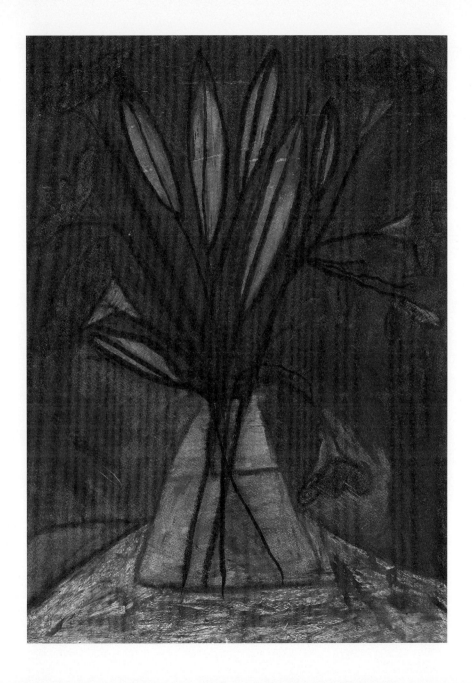

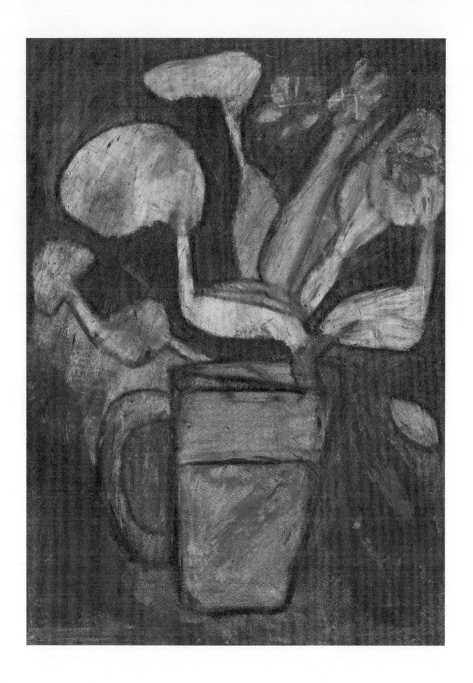

布袋蓮

071027　52×38cm

教俊余學習觀察新事物的同時,他也教我學習觀察他的內心世界,教學相長是與他一起畫畫時最深刻的體認。

除了教他觀察物體的表象外,我還試著帶他領悟抽象的內在本質。這棵鳳眼蓮,特徵是膨大氣室的海綿體,牽著他的手去體驗鬆軟結構,切開觀察海棉狀的空間,雖無法畫出,但我要他知道每一件事物都有不同的內在,至少他看到了、摸到了、感覺到了,這都是嘗試教他表達的過程,不管他理解多少,至少他經驗了。從這張開著紫色花的布袋蓮,可以感受到他很用心。

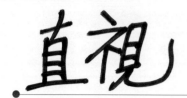

071031　52×38cm

禪的生活，生活即禪，活了大把年紀還時時不忘提醒自己，走路時就只是走路，簡單嗎？並不！看著俊余走路，每次都有叫他「慢慢走」的念頭，他有慢不下來的生理因素，每次和媽媽一起走時，媽媽都被拉著急步衝撞過人群，他知道自己在走路嗎？走路時腦中想著什麼？恐怕前往目的地的執念，超越了走路的過程，以至於他無法如一般人一樣調整腳步及速度。每一個目的（如吃飯、搭車、運動……）都迫使他加快腳步。畫畫亦然，都在快又急的速度中完成勾勒。

這張作品我刻意去分析上下眼瞼，意圖改變他一筆完成的快速畫法，五官及臉部的輪廓都在較慢的筆法中構圖，因此形成異於以往畫法的人物造形。

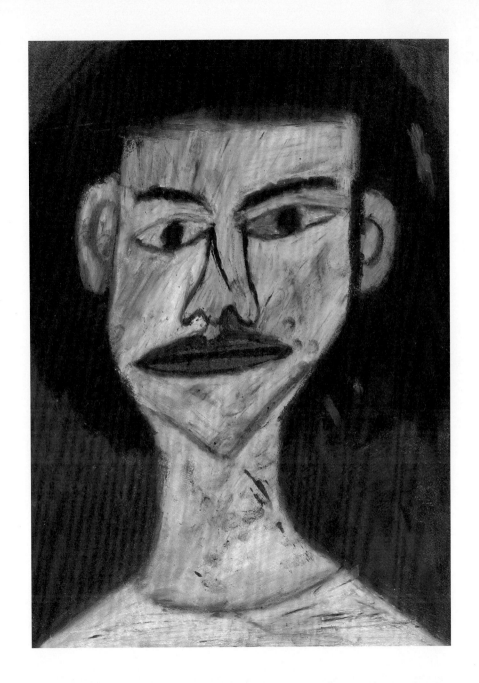

肯納公主

071031　52×38cm

成年肯納症者對異性的感情是否與一般人一樣有著強烈的需求？常常有人提起這樣的問題。

雅筑正值花樣年華，對異性同樣有渴望，她喜歡高高瘦瘦面相英俊的帥哥，俊余正符合這樣的條件，但他卻偏偏無法感受雅筑的關懷，常常雅筑關心地指引他做這做那，在我們眼中看來這是愛意的表現，但對俊余卻成了威脅他的干擾，曾因此惹來俊余的捶打，雅筑並不因此而恨他或不再理他，只是幽幽地說：「為什麼我叫俊余坐這裡，他會不高興呢？我掉眼淚了怎麼辦？」

我們只能教俊余說：「雅筑不要管我。」一方面又告訴雅筑：「讓俊余喜歡自己決定坐哪裡。」如此簡單的事情也會造成不必要的衝突，這些都是因為溝通困難所造成，他們缺乏這年齡應有的人際能力，以至於雅筑有強烈感情需求時，尚未發展出這方面需求的俊余是一點也無法理解的。

這張畫在黑色用完的情況下，他毫不考慮用其他顏色取代，而眼球則用混色方式表現出深沉的眼神，畫裡的雅筑有著淡淡的憂傷神情，是巧合？是直覺？雅筑的不快樂透過他的畫被披露了。

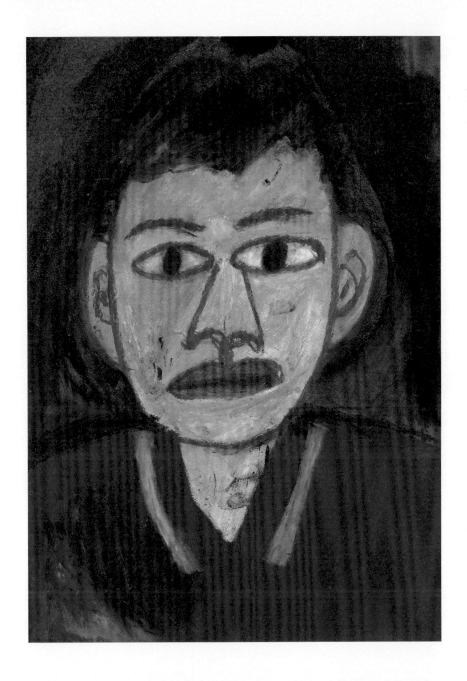

住曲隔房的朋友—小異

071103　52×38cm

「友情，人人都需要友情，不能孤獨走上人生旅程……」，俊余常唱著「友情」這首歌，他能否理解歌詞裡的涵義？

小異是俊余住在肯納園時隔壁房的鄰居，我們常教導他們要體會「遠親不如近鄰」。無論是到餐廳用餐、廣場做運動及戶外旅遊，他們常常各自行動，小異與人交談愈來愈靈活，常常我們會逗他：「吃飯怎麼沒有喊一下隔壁的朋友呀？」他會笑咪咪地說：「不用不用！」有時一再催他去叫俊余，他繞一圈又回來，俊余仍然坐在房間裡。但是經過多次演練，現在的他已能出門時特地叮嚀俊余：「要運動了穿鞋子！」「下雨了進去吧！」

至於俊余，我們則希望透過畫者對被畫者的觀察，讓他學會與人有更緊密的連結。現在俊余在繪畫的過程中，觀察後才下筆的頻率，比起初期只畫不看的畫法高出許多，期望透過繪畫的經驗可增強他與人互動的能力。

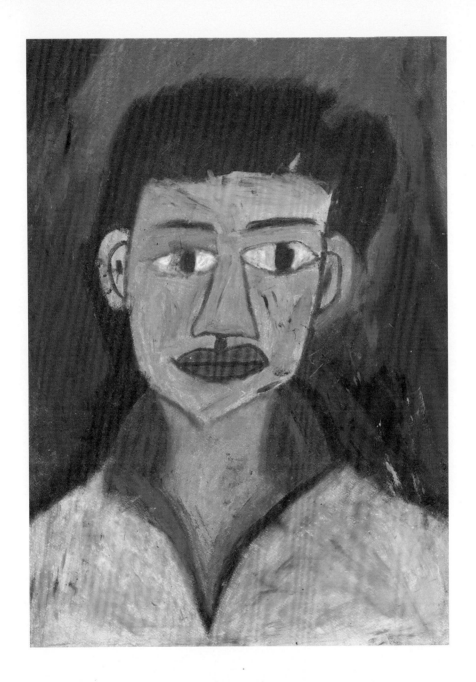

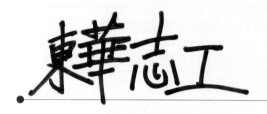

071103　52×38cm

肯納園有幸與東華大學毗鄰而居，在顧瑜君老師的引介下，帶來了很多人力資源，有媽媽志工、學生志工等，昭幃是固定時間前來陪伴俊余的臨床諮商系學生，他對俊余的自我情緒抒解花了很多心思，他教俊余如何藉著吸呼放鬆自己容易緊張的情緒，陪他說話、看電視、運動、做園藝，也當他的模特兒。

俊余沒有受過繪畫訓練，但他能準確畫出人物造型，且畫出來的人物在神韻間都有幾分神似，他表達出昭幃眉宇間對自己的自信，也畫出年輕人有朝氣及熱愛生命的特質，尤其是衣服上那隻可愛調皮的猴子胸飾，是否意味著表情嚴肅的俊余也有著天真可愛的一面？頭頂上那一抹紅光，更巧妙地讓整幅畫有無限寬廣的空間感與活力。

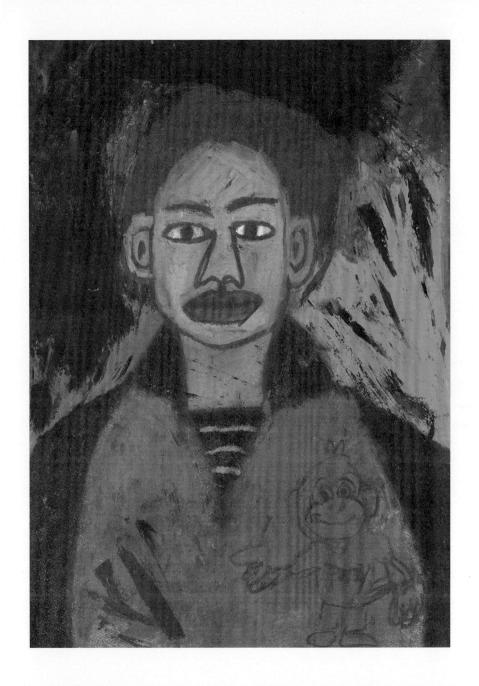

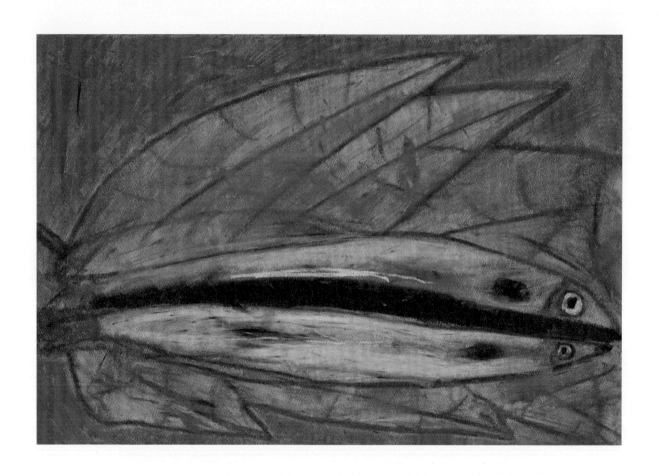

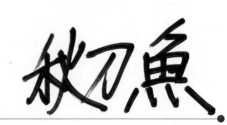

III

071108　38×52cm

我一直試圖打破俊余對事物的單一觀念。魚,除了在水裡游,也可以是餐桌上的食物,更可以放在麵包樹葉上,讓他完成一張畫作。

經過一年的繪畫練習,俊余已能掌握物體的形狀,顯然他已經學會觀察,再經過自我整理,準確地表現出物體和形狀。此時,繪畫技巧已不是那麼重要了。因為我想告訴他:「任何事物都不是一成不變。」變化,對肯納症者是最難適應的課題,經由畫畫,在輕鬆中接受變化的事實。對他,也是抽象而無形的改變。

鼻涕蟲－蛞蝓

071109   38×52cm

除非你摸過，否則無法理解牠為何叫「鼻涕蟲」。

廚房裡常常有鄰居送來的無毒蔬菜，少了農藥自然就多了蟲蟲。我幾乎不放過任何可以給俊余做觀察的機會，這隻濕濕黏黏遊走於盤子的蛞蝓，應該怎麼畫呢？牠為何不停下？跑到哪裡去了？俊余怎麼看待這個「動」？只見他沒有什麼反應，提筆就畫，如同寒山子的處世哲學：「管他隨他看他又如何。」

一般孩子畫蛞蝓的時候都會說：「牠都不停，怎麼畫？」大人或許會說：「畫蛞蝓？無聊！」而俊余用剎那即永恆的名言，畫下那一剎那盤子上那條咖啡色長條形的蛞蝓，正要滑到盤下，你感覺得到那黏黏滑滑的動感嗎？

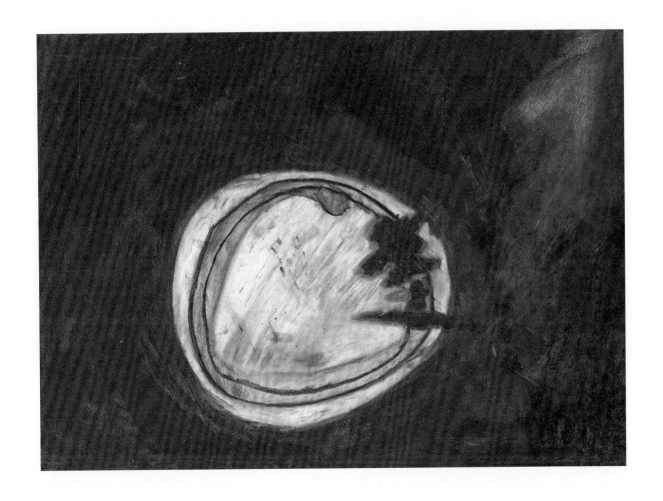

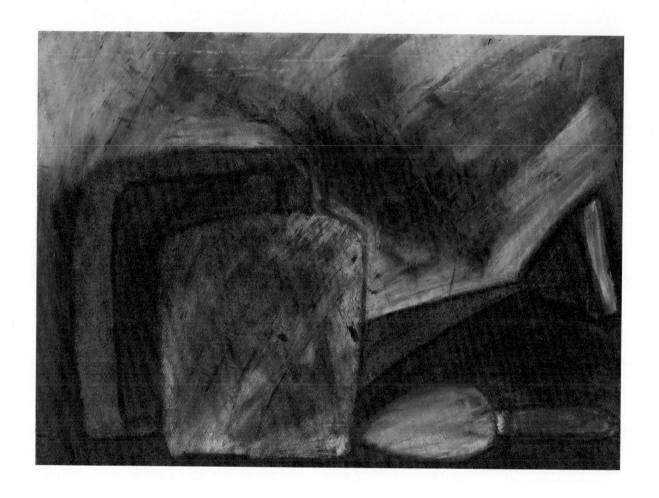

灑水壺與鏟子

071109　38×52cm

主題明確的畫易於解讀，又具有敘述含意，在繪畫的題材方面，盡量找與畫者生活經驗相關連的。畫中的灑水壺與背景線條簡潔有力、色彩鮮明，意味著從工作中得到樂趣。

農藝時間是下午活動的一部分，長久以來一直想要在肯納園區經營一個菜園自給自足，而想像總比實際操作來得容易。負責農藝的鄭大哥花了很多心思引導孩子們，但菜總比草目標明顯，拔草常成了拔菜，俊余則很有概念，他總是最先將菜畦上的野草拔光。

每件事都需要學習再學習，但你一定很難想像，有些人的腦袋裡竟然是在想：「一樣都是綠草為什麼它是菜？而它是草？」仔細想想，也挺有道理的，不是嗎？

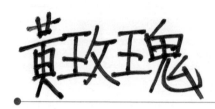

黃玫瑰

071111　38×52cm

每天，天未亮之際，四叔會帶領著一支小小的隊伍，做晨間散步，和鄰居見面時天天互道「早安！」，期待那一天孩子們看到人也會主動打招呼，但每回都希望落空，還是得沿路提醒大家與人道早。同樣的場景，同樣的話語，千百次的練習，只期待那一天，他們能主動想要和你說話。

他們不說，四叔倒是很勤於和人連絡感情。他有個笑話，因時常帶不同的學員外出，耕作中的農人看著他，不免感嘆：「哎呀！怎麼這個人生的都是這款的？」於是會奉送愛心蔬果「慰勞他的辛苦」。其實一起生活在肯納園，這些學員早就都成為他的孩子了。

畫中的玫瑰，是主人慷慨的「任你剪」，多到連水杯都用上。做手工餅乾時，貼上肯納園標誌，主人不在時，掛包餅乾在玫瑰園裡，回謝主人的恩賜。像這樣的良性互動，在豐田社區家園時時上演。

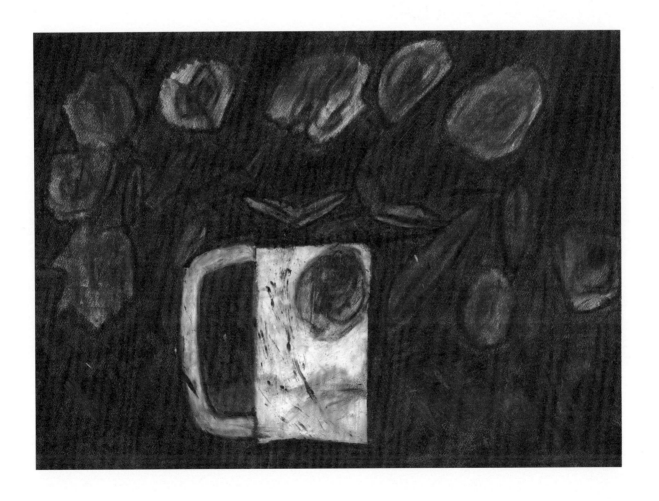

彈琴的尹閣

071115　77×52cm

有著濃密卷髮的尹閣，每回俊余在畫畫的時候，他都在一旁彈奏著才學會不久的電子琴，旁邊有人在縫拼布、有人上網打字、也有人捏陶或畫畫，或者彈起鋼琴、或抄聖經寫書法，沉浸在自己的世界，享受難得的片刻寧靜。

生活中任何小小的改變，都會造成俊余的緊張惶恐與不安，我選在他愉快的作畫時段給予改變的刺激，例如移動作畫地點；耐著性子聽我分析要畫的內容，先觀察再下筆等。

這是一張對開的作品，沒有比例的設限，因此畫起來更自由，他以胸有成竹的豪邁氣勢，在2個小時以內畫下彈琴的尹閣。畫中，尹閣端正坐姿，眼睛凝視樂譜，彈琴的手似乎在來回滑動著，整張畫的結構、用色氣氛，都無懈可擊。畫中尹閣狀似認真但卻有些心不在焉的閒散彈琴姿勢，與真實的他相當吻合，大片背景以飽滿的褐橙色，營造出音樂繚繞的輕鬆氣氛。在畫裡你聽到音樂了嗎？

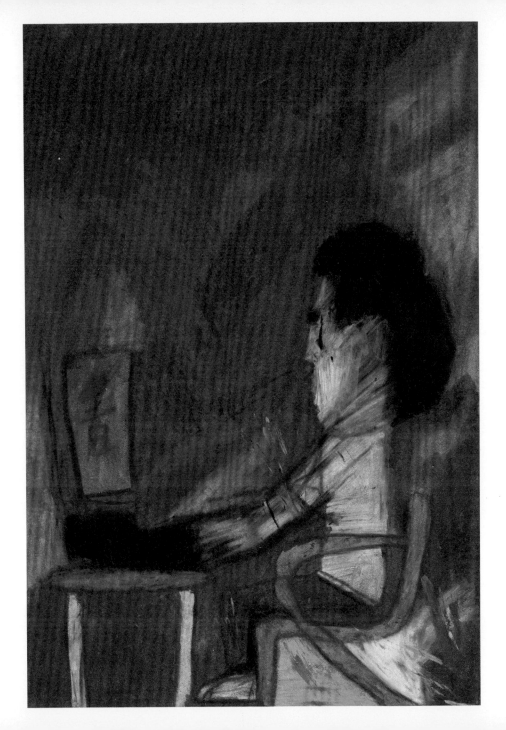

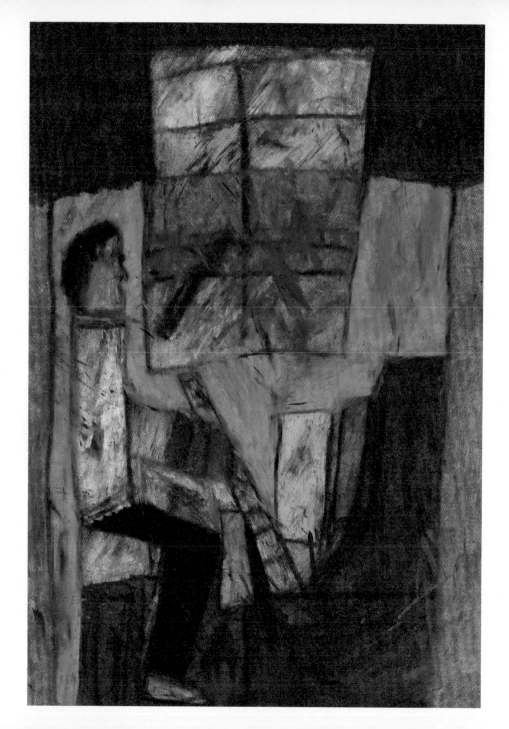

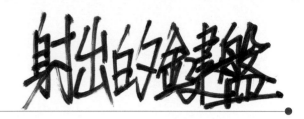

射出的鍵盤

071130　77×52cm

肯納人也與一般人一樣，擁有某方面的專精才藝，人傑的琴藝就是其一，他因求學期間有過不愉快的遭遇，致使他往後的生活都陷在痛苦的回憶裡無法自拔，甚至連喜愛的鋼琴也一併荒廢，直到在肯納園聽到同儕從指間流露出樂音，才又勾起他彈琴的想望，重新坐上琴椅。

畫中人物高過琴身許多，俊余乾脆把鍵盤拉到彈琴者的手邊，這麼有彈性的表現手法又與他一板一眼的習性完全相反，反而是畫中人傑僵硬的坐姿才是他拘謹內在的投射。

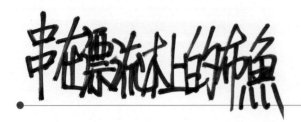

071210　38×52cm

窗前掛在漂流木上的布魚，因風吹日晒雨淋，魚身由鮮艷而褪淡。歲月不也是如此嗎？繁華終歸頹敗。正值青春年華的俊余，有一天也將步入老年，父母擔憂的不也是這一天的到來？

今日陪他教他養他的人都將從他身邊遠離！幸運者有親人有機構相伴與收容，不幸者命運令人難測！

為了成年肯納症者的安置，這些父母們四處尋求可能的安置方式，並參考國際上已成立之成年家園，朝著理想去努力。他們的用心，不是期望孩子能夠有大成就，而是希望他們不要成為人間漂流木。

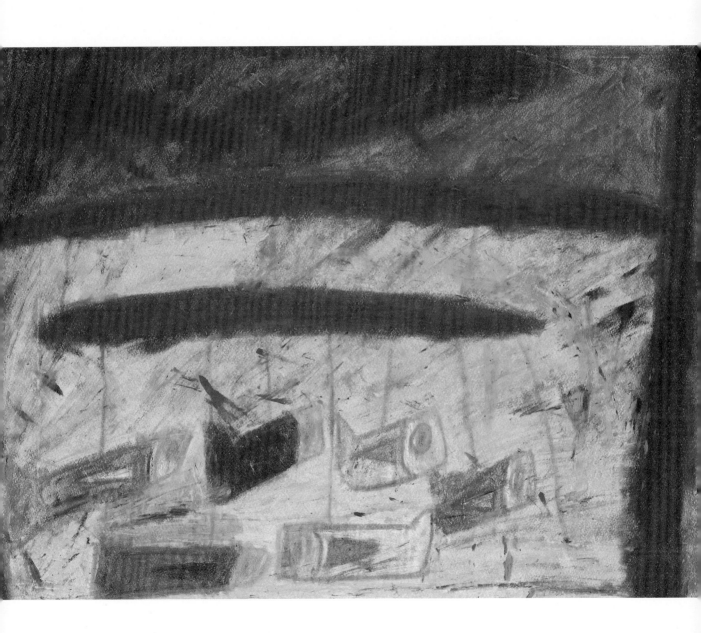

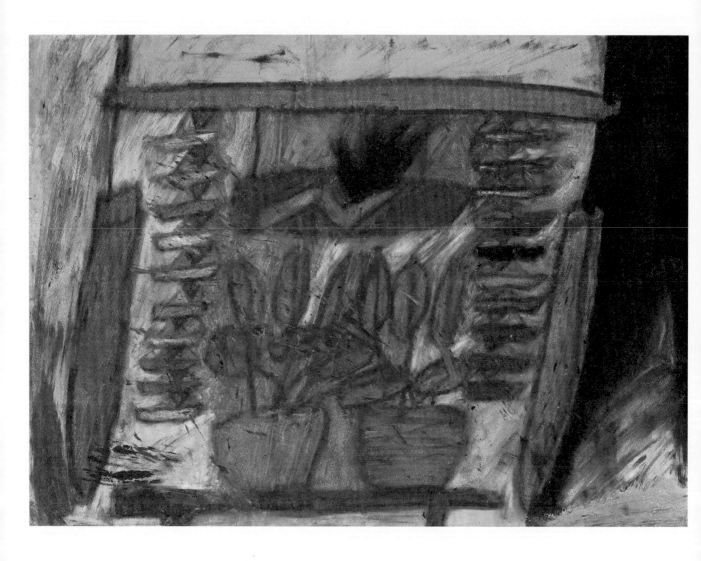

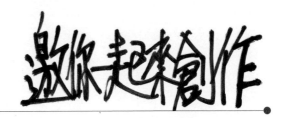

071210　38×52cm

2007年的颱風特別多，海邊滿是漂流木，當發布開放撿拾的消息，我們一群人到海邊體驗這一場狂熱，又拖又扛地載了好幾車回園區，於是我們有了木工區，布置的工程當然是大家一起來。

木工廠裡五花八門，一根橫木掛著兩片大王椰的葉鞘；一片漂流木板上黏著紙黏土作品；兩大盆路邊撿回的台灣姑婆芋放在廢枕木上，成了一個琳琅滿目活動的屏風，甚至還掛起兩串紙船。

俊余的觀察力與表達力已愈趨穩健，這麼複雜的構圖他輕而易舉地安放在四開紙上，背景用綠色調正是開放的木工房四周景色的對應，俊余用繪畫記錄了他在肯納園的生活點滴。

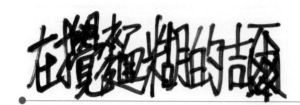

071214   77×52cm

平時作畫看似有些拘謹的俊余，卻在這張作品裡用另一種灑脫的方式來表現。他用圓形符號代表頭，極簡約的眼睛、鼻子，隱約可見的嘴線，甚至連頭髮都省略了。正在攪動麵糊的吉爾全神貫注地看著鋼盆內的麵糰，身體線條則又回到一貫的僵硬筆直，這又和鋼架形成極統一的視覺效果。

這幅畫他用了大量的金銀色，和吉爾給人的貴氣感覺正相契合。吉爾和俊余是做西點的高手，無論在量的取用、搓揉的力道、和造形及包裝上，都已達到烘焙老師的要求，也是肯納園庇護商店中鳳梨酥、燕麥餅、墨西哥餅等西點的得力助手。

逢年過節，肯納先生小姐親手製作的糕點，已成了親友間爭相訂購的美味應景禮物。

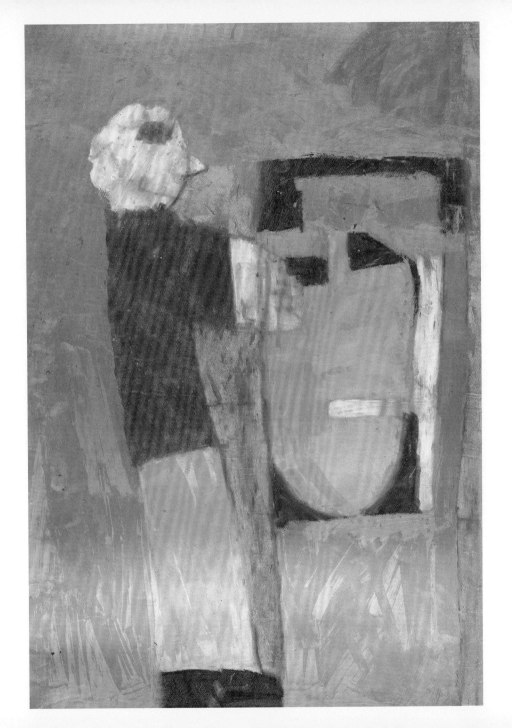

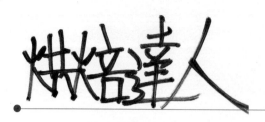

071228　77×52cm

她是雅筑媽，也是黃媽媽，更是肯納園的烘焙指導者—湯老師，身兼數職的忙碌可想而知。

黃媽媽一頭短髮，每天都神采奕奕地在廚房忙東忙西，她對每位學員的瞭解並不亞於他們的父母。尤其是調配飲食，更用盡巧思以求達到營養均衡，對過胖過瘦者都有她特別的考量，因此頗得學員喜愛。她常常在廚房忙一整天，自然就成了俊余作畫的題材了。

俊余對物象的描繪從不曾遲疑，或因構圖不滿意而重畫，每一張都恰到好處地將對象擺放在最恰當的位置。畫裡的廚師從圍裙、刀子到砧板、餐檯的碗盤都完整地陳列，讓人一眼就能辨識其身分。

從五官的表現似乎能讀出雅筑媽，雖為人嚴謹但又熱情好客的人格特質，這是俊余人物畫裡最微妙之處，而隨機處理的背景卻有大火快炒的特殊效果。俊余眼中的黃媽媽和刀子有著不可分割的關係，因此他將它放在畫中最醒目的位置，完成了「做菜中的黃媽媽」。

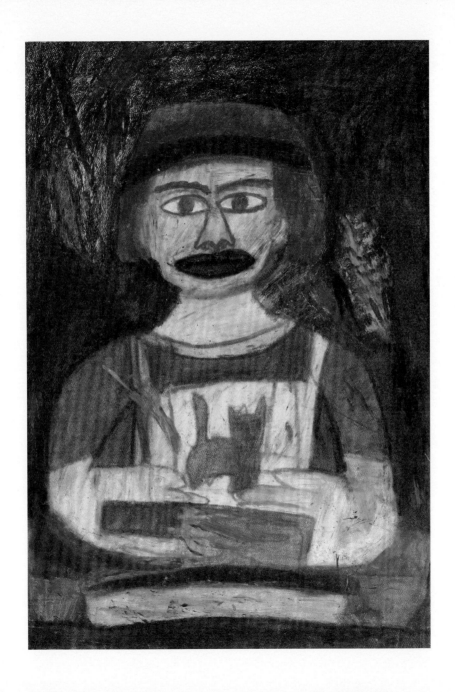

第*3*篇 透過圖畫，走進俊余的內心世界

透過俊余的畫，我們深刻地反省對語言的依賴。

我們總是逼他「說出來」，

二十幾年了，明知這條路行不通，卻帶著他硬闖。

俊余不會說，但是他會畫呀！

我們不再逼俊余「說清楚」，

無論發生什麼事，我們都將拿著畫紙，

邀請俊余一起來畫畫。

感謝老天，知道原因，就不會再重蹈覆轍。

肯納症者與他人之間最大的阻礙，在於溝通能力的欠缺，他們無法將自己的需求及感受用適當的語言表達，情緒積壓久了，更會造成行為問題，長期困擾自己與身邊的人；隨著年齡的增長，他們的活動範圍及力氣也跟著加大，衍生的問題潛藏於生活中各層面。

在俊余繪畫的過程中，我們發現他的畫不只可以宣洩情緒，更重要的是，透過文中的「ABC療法」，我們能做的更多。

語言是唯一的訴求嗎？我們總迷失在語言的萬能裡

沒有了語言傳遞，靠什麼方式溝通？肢體、聲音、氣味、眼神、文字……？俊余最常使用的溝通方式是爆發力大而誇張的肢體語言，所付出的代價太令人傷心憂慮。

認識俊余的人都知道他寫一手漂亮的字，寫的都是過去的經驗，及未來想做的事情。他會寫，但卻無法完整地敘述，他不知如何表達自己內心的想法。

有一次翻閱他的本子，看他寫：「我討厭我自己」，我本能地猜想：「這孩子受了多大委屈啊！」俊余媽卻笑著說：「不要想太多！那只是一首歌名。」

可以表達自己的文字從他手中寫出，卻搭不上線，開啟的鑰匙已握在手裡，卻找不到鑰匙孔。雖然他腦海裡存放許多經歷過的事件，卻以單一而片段的散亂方式存在，無法匯集聯結，好做為溝通的工具，所有的一切就像被打亂的拼圖，看不出原貌。我們也曾試著用筆談的方法，無論是事前的徵詢，或者狀況發生後，條列出不同選項讓他勾選，猜想這對他是較便利的方法，但

若列出的事項沒有他要想的，他會隨便勾，沒多久又生氣了，因為他連「這些選項通通不對！」「我不要！」「不是這個意思！」都無法表達。

通常我們會從他的肢體、嘴唇、表情、聲調及動作去解讀他的情緒，但有時又完全沒個準，他看似不動聲色，卻可爆發出驚人的動作及聲響。如何觀察引起他盛怒情緒的起火點？其實再小心謹慎都無法預防於萬一，最妥善的辦法就是「單純化」！好與壞的情緒皆因環境使然，避免過於複雜與變幻莫測的行程與環境，成為最重要的事。

一路描寫下來，俊余好像成了易燃物或脆弱的玻璃，須小心輕放以免損壞！如果我們能意識到某一族群的人就是需要旁人如此謹慎對待，也無不可！也許他是上帝在郵寄時，忘了貼上警告標語的易碎品吧！他們在成長的過程中不停地自我傷害與被人傷害，提醒不瞭解他們的人正視問題的存在。

語言和文字是最直接的溝通管道，俊余擁有它們，卻不知如何使用，是某個神經連結上出問題吧！這條路行不通還要帶他硬闖嗎？恐怕只會造成兩敗俱傷的灰暗結局，不是你的眼鏡落地，就是他處於驚恐不安中惴惴終日，所以找出與他溝通的法門像發出的追緝令般，不斷搜尋。二十幾年過去，身陷迷宮中的俊余終於靠著圖像的引導，慢慢「按圖索驥」，找到通往出口的路，這一路上的過程是多麼艱難啊！

聽不懂「為什麼」的孩子，要如何述說委屈？

「繪畫可否發展出對俊余有利的實質幫助？引導他畫出內在思想？」在俊余埋首繪畫的一年中，我思索這個問題，在「五個沙堆城堡」（見第96頁）這

張畫裡，他讓我知道他能不靠物體畫出記憶中的影像，靠著這條線索，我一直在等待機會。

有一回，他又摔東西了！他將麵撈到別人的碗裡，我們對於這個行為的解讀是：「飽了吃不下、不好吃不要吃。」老師遞給他一個空碗，告訴他不想吃可以放到空碗裡。這是對他提供善意的協助，但某種情緒卻已悄悄浮上他的心頭，他喝完湯的同時，竟將手中的碗重重地往地上摔！這讓俊余媽回想到國中時，她對等著吃麻醬麵的俊余說：「俊余喜歡吃麻醬麵，媽媽煮大碗的給你吃」，俊余卻驚慌地將大碗摔破。你如何解釋這件事？媽媽說他渴望吃麻醬麵，腦筋裡只有「麻醬麵」這三個字，但卻聽到媽媽說要煮「大碗的」給他吃，他當然生氣了！

他對語言的了解似乎僅止於名詞、動詞及肯定句，偏偏我們喜歡用一些模稜兩可的副詞、形容詞，他無法分析「如果」就是假設的意思，「要不要」就是二選一，「到底」代表了疑問句，更無法去判讀我們的「認為」、「可能」、「也許」、「難道」、「會不會」……啊！這實在太複雜了！使用這些假設語氣時，還要配合觀看臉部表情與語氣的強弱輕重等，太不可思議了！一般人說肯納兒是外星人，但對心思單純的他們來說，我們更像外星人！難怪他的行為常常發生在我們的口說之後，每一件事都有跡可循，除非你硬要把它歸罪於家庭因素或教養問題！在餐廳摔杯碗或打人，這場面多難堪，父母除了要忍受異樣的眼光，還要承受沒把小孩教好，及過於寵溺的批判和輿論壓力！這些父母各個像參加十項鐵人競賽一樣被考驗、挑戰與折磨！

讓俊余藉著畫來描述的機會終於來了，我用最淺白的問話去談摔碗的事，並引導他用圖畫表示，他畫出兩個對坐的人，桌上擺著大碗，顯示摔碗與吃麵

有關；這是第一次的圖像思考作品（圖1）；我伸出的試探性觸角順利奏效，但也只能和他一起做到「回想」的階段，因為他無法理解我提出的「為什麼」。「為什麼」到底是什麼意思？他不懂就是不懂。我們的對話停頓在「因為」、「所以」、「不可以」、「摔杯子要用說的」！雖然他無法「說出」引起情緒不悅的原因，但我已很滿意這個「第一張」。

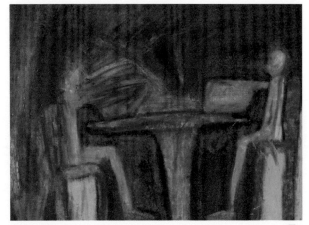

圖1

說不出「因為……所以」，至少可以畫「ABC」

我當然不希望他一再用不當的破壞方式來發洩情緒，但也只有在行為當下介入，才能了解讓他發怒的原因，好做為下次預防的借鏡。在摔碗事件後，他又爆發了嚇人的摔杯子事件，我把握機會，再一次運用了圖解行為分析。

一如往常，他早晨提著洗衣籃快步衝往洗衣房，人剛出房門，卻聽到老師關心他：「這麼冷，回去穿夾克。」他馬上提著藍子轉身往房間跑，再看到他時已是發了狂地猛摔杯子！這次的原因很清楚：他按照日常規定要「洗衣服」，卻又聽到老師要他去「換衣服」的矛盾困境，他無法同時接收兩個指令，這指令太突然，他招架不住，只好用摔杯子告訴我們他的惶恐。被安撫

後和他一起回顧前因（圖2），畫中的自己提著籃子，穿著短袖汗衫睡衣，他無法說出原因，但是他畫出短袖汗衫，表示他是穿著短袖所以挨罵了。這組畫的善後是和黃媽媽擁抱，以安撫他受挫的情緒（圖3）。他的畫至此發展到溝通的實用性功效！

就在此時，旅居加拿大的官佳芳治療師與夫婿來肯納園，對正在進行中以行為表現做為繪畫題材的方式，提供更完整的切入點：A（Antecedent）代表情緒發生的原因，即行為的源頭；B（Behaviors）表示行為的發生過程及結果；C（Consequence）則代表善後問題的處理。整組「ABC」是借行為發展來進行溝通的模式，在這之前，A（事情真正的起因）一直以旁人看不見的方式存在，除了俊余自己，沒人看得見，因此B（事情發生的過程）一直被當做「A」來擴大處置。

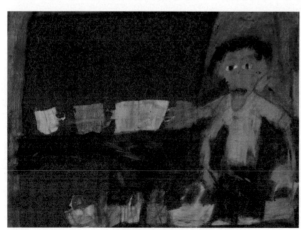

圖2

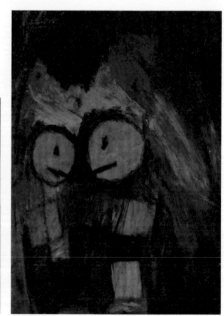

圖3

關於這一點，俊余父母有很深的感慨，俊余爸常說：「擁有這樣的孩子讓我們學會要更謙卑。」這對醫師父母以前常常為了處理兒子造成的麻煩，得停下工作趕往學校或安置處，賠償被摔破的眼鏡、水箱蓋；到醫院探視受傷住院的人、帶受傷的俊余去急診室縫合外傷、四處向人哈腰鞠躬道歉賠不是。

他們不停地自問：「他是問題學生嗎？」就算是問題學生，背後一定也有原因！而我們都略過前因不談，直接處置後果並下評斷。所以長久以來俊余一直被持續的外顯問題困擾，父母一顆忐忑不安的心則隨著孩子出門進門牽牽掛掛，運氣好所有人平安無事，否則就算白天在外沒有出事，他帶回家的情緒在家裡發洩，也會讓家人難過。縱觀這些問題，全是語言惹的禍：我們彼此訴說著對方聽不懂的話。

當官治療師帶給我「ABC」的希望時，除了感謝，難題也來了，對我跟俊余都是一項全新的功課。俊余就是無法表達是什麼原因讓他生氣、害怕，要怎麼引導他畫出來？每個環結看似獨立，卻又像黏住的骨牌，推也推不倒，找不到有效的連結。他還是持續畫著抽象、人物、靜物，如何投其所好，引蛇出洞？

你看見了嗎？畫裡有悲傷、快樂，有一個深情的俊余

就在半夜摔壁燈事件中（見第143頁），我找到源頭！這回讓他生氣的原因是「被要求燈調暗一點」，那晚睡覺時，他房裡壁燈還開著，老師便提醒他「俊余，燈關暗一點。」沒想到燈關暗後，他就摔燈，搞得自己受傷到醫院縫了三針。

事後我請他畫下這個不愉快的事件，他還是像往常一樣先畫 B（過程—摔燈行為），再畫C（結果—躺在診檯被縫三針），雖然他畫不出A（起因—被要求的挫折）。最後，我帶著他說出令他不高興的原因，並示意他畫出來，他竟做到了！他畫出A，原來是我叫他把燈關暗，干涉了他，引起他的憤怒。

他透過圖畫，畫出每次被旁人要求時的挫折感！循著這個模式，他每次都先畫最深刻的點，再找出線索，最後整個面相就具體的呈現出來了。

往後靠著這樣的圖說方式，我們讓俊余在每次的挫折中用圖說話，用視覺引導他畫出內心的感受，將情緒表現在線條、筆觸、圖形及色彩上，讓我們有跡可循，帶我們深入問題的核心去看他的煩惱，協助他用他會的方法表達，就像瘖啞的人用手語與人溝通一樣。

當一再反覆同樣的問話去逼問他說不出的原因時，對他來說是多麼大的折磨與痛苦？我們曾有幾次用假哭試圖引起他的同情，讓他願意回應，大人不都用過這樣的方法來哄騙小孩嗎？但這真的是太一廂情願的想法了！俊余根本無法推理與想像「為什麼眼前的人要哭？」，這讓他更慌張惶恐，驚嚇之餘只好用拳頭告訴你「我好害怕！」最後我們才明白，用最淺顯易懂的對話讓他了解事情，不再刻意地糾正他、指導他，才是比較正向的相處之道。

俊余是一個視覺導向的孩子，對眼前所見的事物會像錄影機一樣全都錄，某些影像也會引起情緒波動，這其中的抽象概念，實在非我們所能想像。他看到，然後存放心裡，以我們無法理解的原因困擾著自己，在幾次非常突兀的舉動中，我觀察到這種令人費解的現象；他同時也是聽覺型的人，對聲音很敏感，像雷達一樣隨時在搜尋周遭的聲響，他聽到了，但我們卻無法察覺，

這些也同樣困擾他。他的思想也許單純，引發情緒的原因卻那麼複雜，如果我們的認知還停留在教導與制約的觀念，我們將永遠無法跨越與他之間的鴻溝。

用「ABC」來溝通，只用在負面情緒嗎？並不！也可以在快樂、興奮的情況下，讓他透過這個方法來表達。每一次的節慶、出遊等團體活動，都是孩子們最期待的，畫出快樂畫面的ABC也是良性互動的溝通方式，當他邊笑邊畫邊說出畫面中快樂的情節，將每個陪在身邊的人物入畫（圖4、5），更讓人知道他並不孤僻，喜歡與人互動，他只是不適應言語的複雜及應付太多的變化。為了群體和諧所發展出來的少數服從多數法則，顯然忽略了少數

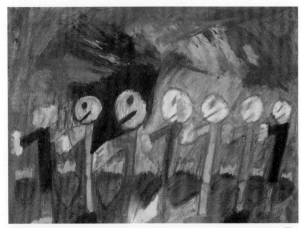

圖4

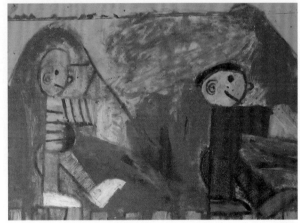

圖5

人的特殊需求，當多數人擁有優勢時，少數人只有落入弱勢的份了！協助這些特殊需求的孩子要花的時間、精力、耐心與用心，是上蒼考驗我們學習包容與如何扶殘濟弱的功課。

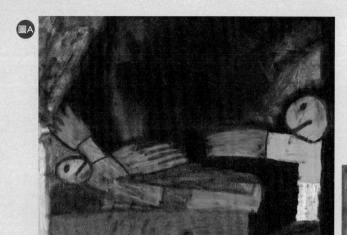

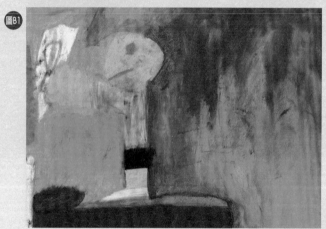

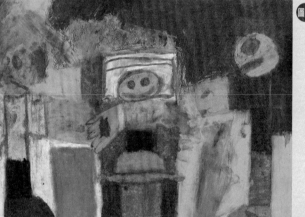

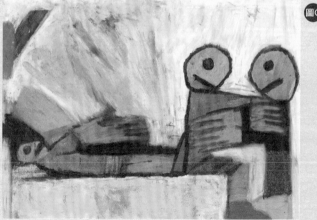

A：俊余被要求把燈關暗。

B-1：被干涉的俊余，摔壁燈發洩。

B-2：被碎玻璃割傷，到醫院縫三針。

C：事後，教俊余說：「我不要把燈關暗。」

我不要關燈

這天晚上，俊余房間傳來很大的笑聲，原來是從他的浴室傳來。歡樂的聲響，在寂靜的夜晚令人好奇。到他房間察看時，他已蓋好棉被躺在床上，牆上的燈卻比往常亮。我順口說：「俊余把燈關小一點好嗎？」他順從地說「好」，起身將壁燈轉小，看不出不尋常，我和他道晚安後就回房。

過了約20分，俊余房間竟傳來劇烈的玻璃破碎聲，在寂靜的夜晚驚動了所有人，工作人員衝到他房裡時，只見俊余坐在床沿，手指流血，砸碎的壁燈玻璃片四處散落。工作人員邊安撫俊余，邊掃除碎片。俊余大聲說：「我會自己打破電燈。」問他為什麼？他反而用想請你給他答案的語氣，不停提高聲調重複說：「因為……因為……」雙方僵持許久都沒有答案，俊余焦慮看著流血的傷口說：「給醫師縫。」「鄭大哥買電燈。」俊余媽人在宜蘭，只能透過電話告訴俊余要勇敢，掛上電話，我們趕緊帶俊余掛急診。

俊余從花蓮回宜蘭後，在爸爸的引導下畫出此事件的第一張畫（圖B1），他用圖畫帶我們重回現場，站在床舖上取下燈罩的畫面代替語言的傳述。背景的紫紅色是他情緒的表現嗎？那種一觸即發的紅，告訴你「我再也受不了了！」已經躺在床上的他為何起來摔燈罩？畫中的他站在床上，藍色的枕頭和綠

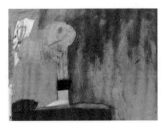

圖B1

色的棉被整齊地排列著，從這裡也可以窺見俊余房間的整齊。他畫了精靈般慧黠無邪的臉龐，與快速移動而模糊的大手，表示他正在用力拆卸牆上的壁燈，他像錄影機一樣記錄著自己的行為，明白地告知這件事與電燈有關，我看了圖，大約猜出了這與燈有關的情節，一定是我先前對他的干涉。

與肯納症者相處真是條無盡的學習之路，我必須以他的方式適應他，而不是讓他來順從我。此事讓我重新思考與人相處的態度，我們總習慣以「我」為中心發號施令，別人必須服從。雖然只是無心之過，卻忽略他有使用自己房間所有物的權利，我竟干涉他燈光的明暗，違背了他的自主性，他雖不想，但不會講：「我不要調暗！」聽話後卻愈想愈氣，乾脆爬到床上摔了壁燈！

雖然他已畫出事件經過（圖B1），但仍要引導他將事件起因（圖A）畫出，至此我已不用猜測原因，直接導引他畫出讓他生氣的「A」。這張圖中，他對於色彩的運用已能因情緒、時間、場地的不同，而符合現實。他將背景塗黑，表示事件發生時是在黑夜；我站在他的床前，伸手叫著他將燈調暗，已經在睡覺的他舉起左手去調開關；燈罩在畫中反而畫得很模糊，不知何故，他總是把引發他負面情緒的物品畫得很模糊，彷彿在述說不堪回首的往事。

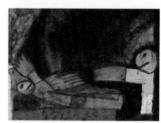

圖A

手受傷的俊余驚慌地大聲說話，他四下探望，希望大家能幫助他。工作人員帶他到鳳林榮民醫院，他乖乖躺著讓醫生縫傷口。畫中，他在右手掌特別加強傷口的位置，並說：「縫三針。」（圖B2）

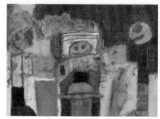

圖B2

摔燈罩的後果他很清楚地以圖像表達，還指著畫說出右邊是陪他去的社工，左邊的醫生站在受傷的手這邊，他把自己畫得很小，看起來很無助，完全影射了自己的無奈。

「關燈事件」的圖組，在畫出圖A及圖B2後，俊余已經可以用圖畫代替語言，敘述整個事件的前因後果。而且也可以將場景描述清楚，例如他是穿著短褲、短衫和襪子，也很有秩序地畫出床舖、枕頭、涼被、床頭、壁燈。

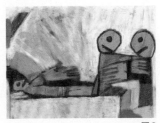

圖C

我讓他看整組圖畫，教他如何表達自己的想法，雖然這是最困難的部分，但他已能用語言以外的工具，表達事件始末。最後，我更希望他能藉著畫筆整理自己的思緒，於是有了第四張圖，也就是「C」的部分，教他學會以後該如何正向面對這類事件，好有個完善的結尾。我教他當老師進來請他將燈關暗時，俊余可以告訴老師：「我要亮亮的睡覺。」我又以一個愛的擁抱告訴他，俊余可以說：「我不要。」C圖裡俊余將被愛、被接納、被安撫的需求充分表現出來。

這四張連作讓我們看到俊余不同的表達模式，他以為別人的所有指令，他都得接受，可是這明明又違反了他內心深處的意願，在無計可施的情況下，他只能找個目標發洩。我們無法預知生活中其他令他不安的情況出現，總有人會說出俊余無法拒絕的指令，突發狀況很有可能一而再、再而三地不斷重演。儘管充滿挫折，俊余還是找到新的管道，繪畫就是他的語言，說得如此流暢，他突破自己的限制，也讓人從畫中明白他說不出口的「話」。

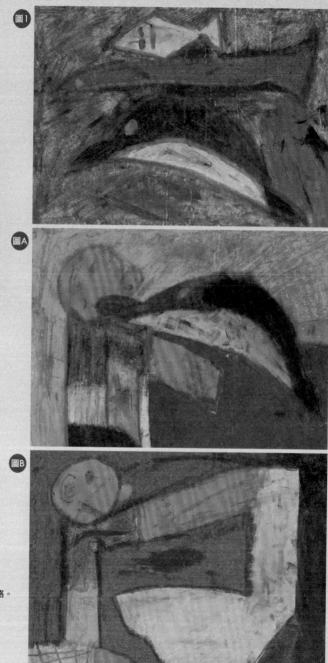

圖1：先畫魚，引導俊余進入談話脈絡。
A：俊余被叫去跟海豚親親、拍照。
B：憤怒的俊余摔壞水箱蓋。

俊余被海豚親走了

在參加了海洋公園的「夜未眠活動」中，俊余在和海豚合照後突然不見了，我問俊緯：「哥哥呢？」他四處張望：「剛剛還在這裡啊！」沒想到俊余從遠處跑到我身邊，拉起我的手就往回跑，好不容易氣喘吁吁跑到更衣室，他指著男廁說：「我自己會摔水箱蓋！男生廁所！」

一旁的工作人員各個露出無辜的表情，表示他們啥也沒做，不知為何俊余會去摔馬桶的水箱蓋。我只好問俊余：「怎麼了？」他除了一再重複同樣的話外，也說不出所以然，這下問題大條了，為了避免過度刺激慌張的俊余，我將他帶離現場，不再追問。

摔廁所的水箱蓋及杯子，是俊余這幾年來表達情緒的習慣，有時可以猜出原因，但多半只是假設罷了。每一次的突發行為，都讓人遺憾為何沒有事先察覺而預防，如今，可以藉著圖畫來溝通，就少了沮喪，多了積極的改變。

每次，總是很小心地和他談起事件的發生，對話大都是這樣開始的。
我溫和地問他：「俊余昨天去哪裡了？」
「海洋公園。」
「在海洋公園看到什麼？」
「魚，很多魚。」

「我們來畫魚好嗎？」我通常不急著去觸碰他的痛點，先讓他放鬆心情再慢慢進入主題。於是，俊余在紙上先畫了一隻大海豚（圖1），然後又畫了一條魟魚及小銀魚。畫了許多組ABC之後我才發現，他總是會在一下筆就畫出事件主因，屢試不爽。

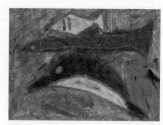

圖1

畫了魚，有具體的影像後，就更能幫助俊余勾勒出當時的感覺。他脫口說出：「海豚親我。」

「俊余喜歡海豚親你嗎？」我像是發現新大陸一般地興奮。

「不要，不要海豚親俊余。」

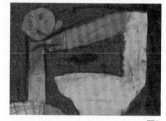

圖B

水箱蓋事件的真相終於水落石出！原來激怒他的真正原因是「不要被海豚親」，但是工作人員都鼓勵他：「俊余跟海豚親親，要照相喔！」他沒辦法拒絕，只好被逼著跟海豚近距離觸碰，產生不愉快的情緒卻無法表達，只好以摔水箱蓋這麼強烈的動作與聲響，作為他恐懼、生氣、無奈的表達方式。我緊捉住他真實的感覺，問他：「不喜歡海豚親時，做了什麼事？」他很誠實地回答：「摔水箱蓋。」接著就畫了一張有馬桶和強而有力舉手動作的圖畫（圖B）。

俊余一再被叮嚀生氣時不可以摔東西，而他自己也會說出「不可以摔東西，要用說的」，但是，當處在惶恐中，這保護自己的本能反應很快就出現。這種發洩的方式在別人眼中是可怕而具威脅性，引導他說出心中的「不」，竟這麼艱難。經由圖像表達引出心中真正的感覺，讓我們了解到語言對俊余來說，是多麼抽象而難以組合。然而當我們發現視覺有了圖像的輔助，較能幫助他轉化成語言後，這對俊余來說是一大轉機。

我繼續鼓勵他畫出事件的導火線「Ａ」，他先畫出海豚，他總是能掌控圖像在畫面中最恰當的位置。海豚在畫的中心，被親的俊余五官模糊，很顯然當時的他頭昏腦脹很不舒服，一句耐人尋味的話脫口而出「俊余被海豚親走了」。被親走了？我思索著這句話，它的原意應是「被動的」、「不情願的」、「不被保留的」，這是他生氣的原因。雖然

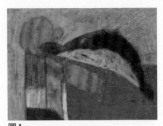
圖Ａ

這是他第四次到海洋公園，卻是第一次直接和這陌生的龐然大物接觸，那應是極不舒服的感覺。他在被親的同時被要求靠近一點，接觸的一剎那是否像觸電一樣地毛骨悚然，極端恐懼？這件事的發生原可避免，卻被疏忽了。

當海洋公園贊助肯納基金會體驗二天一夜的「海洋夜未眠活動」時，著實讓這群青春活力的大孩子興奮好久，每人都有自己的期盼。俊余曾經有全家人住宿遠來飯店的經驗，他不停地和媽媽說「住遠來飯店」，這和與海洋夜未眠的住宿地點有極大的差距。當媽媽拋出這個訊息時，我們開始著手準備有關此次活動的圖片，避免與孩子的期待有太大的落差。慈濟大學的實習生詠彬製作了光碟片，利用晚上把有關此活動的圖片一一秀出來，並引導大家看圖說話。在這次的事前準備中，讓大孩子在大銀幕上看到整個園區的遊樂設施，有人開始看圖說話，俊余也在此時說出了「不要坐海盜船！」

「說清楚講明白」，是化解一切衝突的法寶，事前的圖片導覽，不但讓孩子清楚此次活動的動線流程，及食、衣、住、行的方式，也使他們心裡有個參考的模式，行動示範更讓工作人員事先知悉每個孩子不同的禁忌與需求。但百密總有一疏，我們漏掉了與海豚合照的活動圖片，以致無法讓孩子有預知及表白的機會。當大家興奮地排隊等候照相時，有人開始抗拒不肯前進，有

人表明只要照相不要被海豚親臉，只有俊余安靜地站在行列中等待安排，我們忽略他是不會說「我不要」的大孩子，他接收一切，事情發生後，才用行動篩選他的「要」與「不要」。

每次都在他用肢體語言表明了意願後，身邊的人才驚覺他不愉快的感受，這又驗證了每個行為背後一定有原因等待探究，處理事發行為並無助於改善下一次事件的爆發，我們總在收拾殘局中被教育要更週全的防範意外發生，不曉得俊余要忍受多少次的創痛才能學會與人溝通？也許要和印度媽索瑪在《奇蹟的孩子》中所用的文字板一樣來學習表達。但很幸運的，俊余終於能在繪畫中說出內心的話，這更證明了語言非唯一的溝通途徑。

關於海豚：

海豚輔助療法是世界各地盛行的治療方法，針對肯納兒、過動兒與各種特殊需求的孩子進行的研究方案，對某些孩子有療效。花蓮海洋公園提供了這方面的資源與協助，讓國內許多參加的特殊孩子獲得行為的改善，而得到受資助團體的肯定與讚美。

俊余曾隨家人旅遊過澳洲、日本與花蓮的海洋世界，他不會主動要求買紀念品，但在和弟弟搶著玩小海豚玩偶時，媽媽也買一個海豚給他。從此，小海豚每晚陪著俊余睡覺，想像中他應該是喜歡海豚的。只是小小的假海豚和大到五、六百磅的真海豚，讓他一時無法轉換，放在床頭的小海豚怎麼突然變大成眼前的會叫、會動、會親人的龐然巨物，讓他驚嚇不已。和海豚親親照像後，又在海豚表演中目睹了這種親人的大魚，怎麼也會跳水、玩呼拉圈、玩球、頂著人在水裡衝浪等等表演，那被觸碰的深刻感覺再度刺激著他。等表演完，他又衝去女生更衣室摔另一個水箱蓋，並大聲而激動地叫著：「我自己會摔水箱蓋」、「女生廁所」。

對俊余這種令人震撼的突發舉動，海洋公園的現場工作人員不但沒有指責、不悅，還默默承擔了所有的損失與善後，對園方的包容與敬業態度，我們深受感動，在此致上最深的謝意！

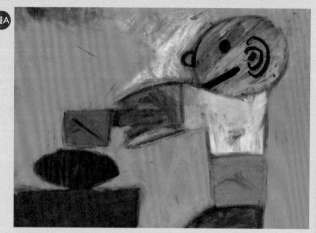

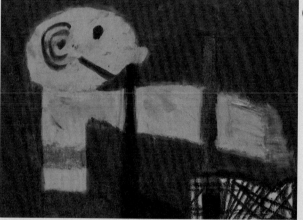

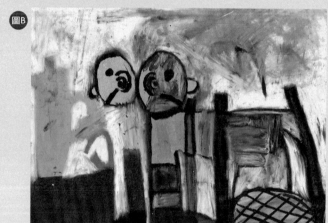

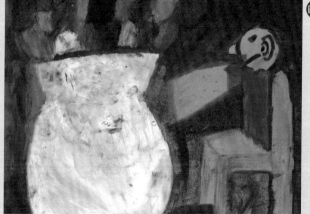

A：俊余被要求切檸檬。

B：畫了大水壺，暗示此事件與喝水有關。

B-2：事件處理，讓俊余清理碎片。

C：教導他以後要愛護花瓶。

我只是要喝水

對俊余而言，他發洩情緒的方式已經成為某種固定儀式，然而這慣用的方式在別人眼中卻是暴力。如果不是因為認識俊余，我想排斥、指責是免不了的，為此他背負了多少因不了解而帶來的壓力？

這天，他又摔了一個大花瓶。他為何選擇大花瓶做為這次生氣的祭品？是早就想好了？或臨時起意？或……？他控制不住的肢體語言是恐懼或憤怒？瓷器落地砰然巨響是不是他替代怒吼的聲音？就只差那麼一句話，他無法將心中的感受轉換成語言，每次事情爆發，他都得承受這麼多嚴苛的數落。

在摔了交誼廳大花瓶後的第二天，我問他到底發生了什麼事，他卻還是回答我：「不可以摔花瓶，要用說的。」但他嘴巴上說的是一回事，行為控制又是一回事，畢竟他還是摔了。

在把紙、顏料都準備好，先來個暖身圖（圖B2，表示他做出的行為），我們將事件場地移到紙上，讓他在畫紙上處理善後。他將拿著掃把和畚斗的手合併成一雙長長的手，表情輕鬆掃起一畚斗的碎片。通常當他能夠畫出事件圖像，就是可以找出A（事件起因）的好時機。

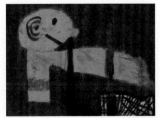

圖B2

我閒聊：「俊余把大花瓶摔破是怎麼了？」
他脫口說出：「水。」「喝水。」說著說著，他的
思緒就回到昨天要到交誼廳喝水的場景。
再問：「喝水又怎麼了？」
他老實地說：「摔花瓶。」

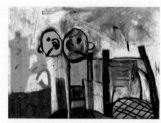

圖B

我要俊余把它畫出來（圖B），他畫了兩個自己，一個是滿臉尷尬的他，有
個大黑臉，鼻子跟後腦杓又沒有塗黑，我自己亂猜他八成在想：「唉！我又
做錯了。」整個右半邊的畫面，充滿了不愉快且昏暗的氣氛，人物、背景、
碎花瓶等都是帶著混濁的色調，然而，另一個俊余卻是快樂地在喝水，他就
站在黑色俊余的背後，他畫的超大水壺強烈地暗示了「喝水」這件事。

每天，俊余他都會到交誼廳取一壺水回房間，畫到這裡他已將主題點明，這
是「與喝水有關」的事件。我捉住這即將打開堅硬貝殼，洩漏祕密的時機，
問他：「喝水時，俊余……？」我靜靜地等待接下來的答案，沒一會兒他就
脫口而出：「檸檬！」雖然這只是個簡短的單句，卻是打開貝殼的鎖片！

此時交誼廳的小玲阿姨正好推門進來，看到我們在畫畫，她就為這次的事件
做了一個完整的敘述。前晚，當俊余拿著水壺去裝水時，小玲阿姨正好在切
檸檬，她認為在水裡加檸檬片有益健康，於是好意拿水果刀要俊余切幾片檸
檬放進水壺裡，她看到俊余很緊張地做完後就把水壺拿回房間，不一會兒俊
余就衝進交誼廳把花瓶給摔了。

如果俊余沒有親口說出「水」、「檸檬」二個關鍵詞，我們只會看見突發的
摔花瓶事件，因為「拿水回房」與「摔花瓶」看起來是毫無關聯的兩件事，

他匆匆進來拿起花瓶就摔，沒有人知道為什麼。逼使他發怒的真正的原因，在破壞行為事件後就石沉大海，他只能永遠背負著古怪、壞脾氣的標籤。

ABC圖解方程式裡，A總是在B之後完成，因為如果他會先畫出A，那麼他就有說出原因的能力了。藉著畫B讓他回到現場，當昨日處理善後的畫面出現後，他有了依循可以在圖象之間組織事件的脈絡，輔助他的口語表達，終於平反「莫名其妙，就是愛摔東西」的罪名。摔東西的行為當然不對，但這是目前他僅有用來和人溝通的方式，說出「我不要」和用手「摔東西」間的巨大鴻溝，俊余始終跨不過去，簡單一句「我不要加檸檬！」，他就是說不出口，表面上他只能默默接受別人安排的一切，心裡他卻一點也不想接受，最後才會造成這麼激烈的反應。

「摔花瓶事件」應「正名」為檸檬片事件，我們常倒果為因，忽略前因強化後果，他在畫了兩張B之後，畫出了「A」（圖A）──檸檬片事件，俊余畫下了乖乖切檸檬的那一刻，簡潔乾淨的畫面突顯了他臉部和手部灰暗的情緒。

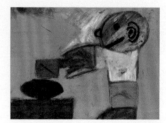

圖A

「檸檬片事件」，俊余在告訴我們：「我一次只能聽一句話、做一件事；你和我說太多，我承受不了太複雜的事，當我在做這件事時，讓我做完不要干擾我。」他想表達的如此單純，他不是愛發脾氣，而是我們干擾他，讓他手上正在做的事情節外生枝，擾亂了他自己的意願。

A與B畫完後，我們開始進入C階段，我問俊余：「花瓶可以做什麼？」
「插花。」

「對，花瓶可以插花。」
「要照顧好花瓶喔，花瓶破了就不能插花了。」

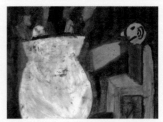

圖C

不知道他能不能明白「照顧」兩個字的意思，但他
畫了一個特大號花瓶，上面填滿五顏六色的色塊，
邊畫，嘴裡邊唸著：「花」、「花」。最後他畫一張
椅子，俊余坐著照顧畫裡重生的花瓶（圖C）。C是
建立對事件最後的提示，提供俊余較正面的方向。

這組圖組讓我們思考，面對溝通障礙的肯納症孩子，更要用心了解他們的特
質與障礙才不會傷害了彼此。唯有慢慢地靠近，才能拿到打開貝殼的鎖片，
看見他們的內心世界。

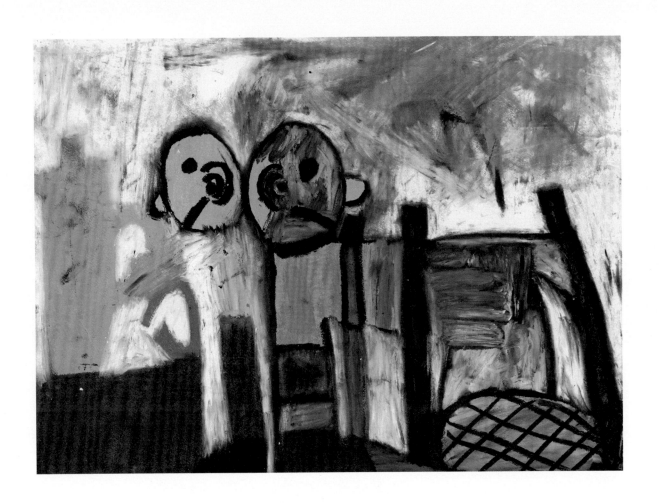

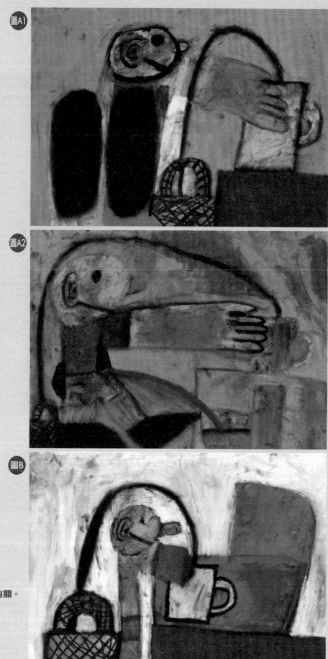

A-1：一雙大拖鞋，暗示事件與拖鞋有關。

A-2：畫出上廁所時踢到馬桶，很痛。

B：摔了一只杯子發洩。

踢到腳了，很痛！

遠在宜蘭的媽媽被告知，俊余在花蓮住宿時，一大清晨又摔杯子了，到底是為什麼？媽媽不停地：「猜！猜！猜！」無論怎麼猜，都無法精準地解釋他的行為。俊余一再藉著砸壞易碎物，做為情緒發洩的管道，家裡的地板留下許多坑坑疤疤後，媽媽才將杯盤全都換成美耐皿。

不過，透過畫畫，現在想要套出俊余生氣的原因，紙筆就成了水晶球，讓我們看見他的祕密！

畫畫前，我照例會與他有一段對話：
問他：「俊余，昨天睡覺時怎麼了？」
他只是一直重複地說：「摔破杯子」、「不可以摔杯子，要用說的。」
長久以來，我已經學會對他們要有耐心，要不斷引導：「是的，要用說的，為什麼摔杯子？」
他卻還是只說：「因為……因為……」

「因為」，對他來說這麼抽象嗎？他了解「因為」的意思嗎？當我們說「因為」時，是期盼他接下來說出事由，但他說「因為」時，竟又變成等待我們代他說出答案，我們四目相望，就等著對方說出「因為」。這次他終於在幾次問答中，說出了「拖鞋。」我追問：「拖鞋怎麼了？不見了？壞了？」

他在紙上畫出一雙大大的藍色拖鞋，我明白了，拖鞋就是事件主角，因為他一落筆總是主角先現身。拖鞋後面，他畫了伸出大手拿杯子的自己，並用一條強而有力的藍色拋物線代表杯子落地，破杯子是用交叉的線條表示破碎。這張畫明白表現出他半夜起來摔杯子是與那雙拖鞋有關，圖A1是前因，不會說「因為」的他，用圖示清楚交待了「因為」。

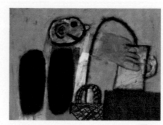

圖A1

畫了A1之後，他又畫了圖B與圖A2，我們在這兩張尋寶圖上，尋找迫使他憤而摔杯子的理由。在圖B裡，他從置碗籃裡取出杯子，重重地摔在地上，力量強勁的線條告訴我們他有多麼憤怒。但拖鞋為什麼讓他生氣呢？在他畫開了之後，不用太多語言逼問，他自有他表達的方式。仔細觀察圖A2，真是一張天真可愛，卻又充滿玄機的畫，他的思緒可不簡單，巧妙地將兩個時間壓縮在同一空間裡，這麼複雜的前因後果，他竟能條理分明地分配在一張四開紙上，代表他有良好的空間能力。

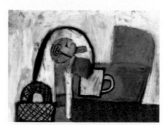

圖B

最後的答案在圖畫A2中揭曉啦！他將穿著拖鞋的腳翹起碰到馬桶，而紅色弧線是「尿尿」。原來是他清晨起來上廁所時，也許是太匆忙了，穿拖鞋的腳踢到馬桶，腳的疼痛令他生氣摔杯子。他如何重疊圖畫的空間？他在馬桶上畫上櫃子，手正好伸到櫃子上，拿杯子拋出去後的線條還塗上火紅色，代表他在生氣。整張圖有主觀認知，還以透視的手法將事件情節與特徵充分表現，明顯地告訴我們，他

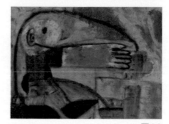

圖A2

擁有內在語言的能力，但在語言表達上卻「有口難言」，無法「說」出讓他人可以理解的話，語言之於俊余，也許就像一場噩夢，四肢被莫名的力量壓制，嘴裡卻喊不出任何一點聲音！

當俊余用弧線帶領你的眼睛，讓你走進他的世界時，感覺就像一曲交響樂，音符的起伏跳躍牽扯著心的律動，究竟是什麼力量讓他擁有這神奇的繪畫能力，使我們看見他的內心？

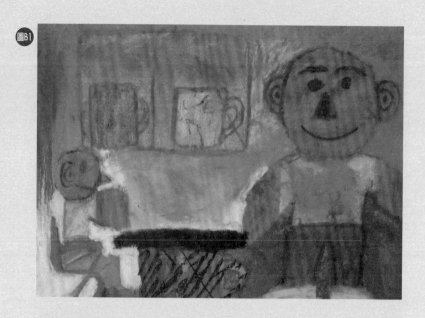

圖B1

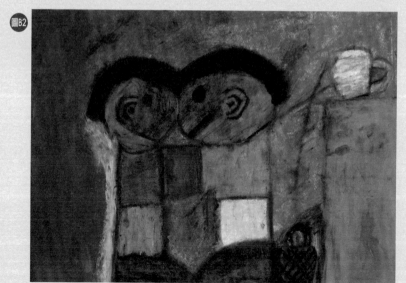

圖B2

B1：雅筑干涉俊余，
　　引起他的不快。

B2：黃媽媽安撫他時，
　　被他猛敲頭。

你不要管我

站立在畫面右邊的俊余，像一個巨人，神情顯得相當愉快。但，畫這張畫是因為他打了雅筑（圖B1）。

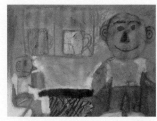

圖B1

櫃子裡的茶杯變成桌子下兩個破杯子，雅筑坐在桌旁。畫清楚說明「我摔了兩個杯子」。這件事與雅筑有關，兩個人物大小差距頗大，俊余把自己畫成巨大的王者，不可侵犯的大，雅筑被縮小在一旁。

雅筑語言能力極佳，她將大人們對待俊余的態度全放在腦海裡，有事沒事就學大人教俊余：「俊余深呼吸！放輕鬆！」俊余就偏偏不會拒絕，老實地隨著她的呼吸起伏，不停地配合地做吸氣、吐氣的動作，看似乖乖的俊余聽煩了她的「你不要」、「你不可以」，終於生氣了，捉著雅筑猛捶，雅筑也乖乖地被修理，因為她也不懂得保護自己，就地站著任人捶打。

圖B1代表事件的結果，而事件的起因，也就是ABC圖解方程式中的「A」，是因為雅筑以老師的心態教俊余，逼得他生氣了，才會摔杯子捶雅筑，他畫下了這張包含因果的複合圖——雅筑坐著教俊余，俊余則用自己表達生氣的方式，摔破杯子，好讓你知道「不要管我」！

當俊余用力摔杯子時，抱住他、安撫他，通常可以將他安住在倚子上，那時的他會拉長嘴形，拚命用我們教他的方法深呼吸，試圖使自己放輕鬆。我認真觀察幾次後發現，他總會一邊深呼吸，一邊在心裡盤算一組神祕數字，那組神祕數字表示他需要摔多少個杯子來發洩，如果已達自己定的數量，就可以被安撫在一處靜待平息，但如果還沒有達到他想要摔的數量，他會掙脫束縛，硬是要摔到足夠的數量，那組神祕數字通常是介於2～6之間，他還會在最後說出：「X個杯子。」俊余的手不停地寫出數字，在紙上不停地排列，在桌上手當筆寫了又寫，在玻璃上、在腿上，在他閉著時化成百千萬億，數字是他的好朋友。

這一天，他未完成心裡的數目，黃媽媽像往常一樣抱住他，黃媽媽說：「俊余會聽我的話，靜下來的。」但這一次他靜不下來，反而轉過身用頭猛敲黃媽媽的頭。平時黃媽媽和他互動良好，他難道沒有感情嗎？完全不顧黃媽媽平時有多照顧他、疼惜他，卻這樣用力敲她的頭？

與其揣測俊余的想法，不如讓他畫！看他如何看待這件事。

沒想到他畫出令人意想不到的畫面，觸動每一個看到畫的人（圖B2）。

我們以為他對痛的反應遲鈍，對情的感受不深，以為他是個壞脾氣、動不動惹事的大孩子。如果不是手中的筆，他永遠無法把內心的感受傳遞給我們。

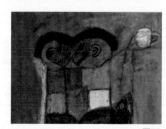

圖B2

畫中，他的手和黃媽媽緊緊相握著，兩人頭碰頭，儘管在他其他的畫中，很多人是光頭，這張畫裡兩

人卻都有濃密的黑髮，表示他意識到頭髮的存在；背後的櫃子、地上破碎的杯子，都將事情交待得很清楚，表示他怒敲黃媽媽的頭，都是因為一只杯子。透過畫畫這無聲的語言，他把所有的理由都表達清楚了。

這幅畫的色彩更表現出他情感細膩的一面。色彩心理學不是需經過教育及學習的嗎？從沒上過相關課程的他，對色彩的敏銳卻令人驚訝。俊余用紅色表現他對痛的深刻感受，並且表達了黃媽媽和他一樣的痛，兩人的額頭都充滿強烈的紅色，疼痛在頭上蔓延，黃媽媽背後更有畫了冷冽的藍色，表示他對黃媽媽的另一種心情。對於別人的疼痛他了然於心，我們再也沒有理由說他是一個無血無淚的肯納症者。

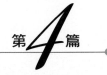 第4篇 · 護持一朵慢開的小花

春日原野，總有一朵花，來得遲，卻無比燦爛。

俊余就是那朵開的最慢的花。
有許多人一直在他身邊等待，
看他發芽、長葉，
吐出一個脆弱花苞。

無數年月過去，花開了，
又是春日朗朗，他們寫下等待花開的心情。

「歧」「異」的恩典

蔡逸周／密西根大學醫學院精神科與小兒科 榮譽教授
密西根大學文理藝術學院 榮譽研究科學家

每年7月中旬有一個為期四天的盛會—安娜堡夏季藝術展覽會。來自不同領域的藝術家帶著壯觀絢麗的作品到密西根的安娜堡與大約五十萬遊客分享，這些作品包括黏土、編織品、家具、玻璃、珠寶、金屬飾品、音樂、粉彩畫、攝影、雕刻品、木製品等等。假如情況允許的話，我一定盡可能花多一點時間欣賞這些展示攤位的藝術精品。

據多年來的觀察，我注意到許多藝術家好像有「侷限和固執的興趣」，例如：一個畫家可能只畫以海灘為主題的水彩、素描畫作。對那些有「泛自閉症知識」的「專家」來說，他們可能很快地要給將這些畫家「診斷」有泛自閉症或疑似自閉症。不管怎麼樣，當我有機會和他們聊聊，我發現他們大部分都很善良、親切。他們非常耐心地回答我的問題，而且很樂意地分享所用的技巧和透過作品所要傳達的訊息。

這個真實的生活經驗，讓我學習到：一個人想要有所成就，「有疑似自閉症」可以是優勢，絲毫不是缺點或「障礙」。身為一個泛自閉症者或疑似自閉症者，意味著可以非常「專注」和「執著」於他／她喜歡做的事，而且可以做得非常好。

我認識俊余很多年了。我記得當他還是一個小孩子的時候，他很快樂而友

善。大家常常看到他的笑臉。俊余是個很聽話的孩子,而且經常會按照父母親所要求的說話和做事。他總是回答大人的問題,有時也會回答我和我太太的問題。但是,過些年後當我們回到台灣,拜訪他們的時候,我們注意到他已經是一個臉上表情木然,有點僵硬的青少年,他也好像迴避我們,當我們試著和他互動談話,他又會焦慮。我們對於他情緒和行為的變化感到難過,心裡很納悶到底他發生了什麼事?

2008年11月我們再度回到台灣,又有機會在一個晚宴上與俊余和他的父母見面。我們很高興看到俊余是如此的快樂,還給我一個大大的擁抱,他也一一擁抱那些他所認識的客人,他會回答大人的問題,也會問大人問題,有時候他甚至於會發表意見或下個評語。跟2006年 11月時對他的印象比起來,這真的是非常不同,卻很愉快。我問他的父母親俊余發生什麼事,他們告訴我俊余開始上畫畫的課程,有比較充裕的時間繪畫。他們相信「改變和調整他的照顧計畫」的確對於俊余的行為和情緒有重大的改善。

我並不是「藝術治療」專家。事實上,當我從事有關泛自閉症或發展障礙的工作時,無論是患者還是他們的照顧者,我總是擔心專家們和父母親會太熱衷於「藝術治療」,期待「藝術治療」可以解決孩子情緒和行為問題。我總是會提醒父母親:如果孩子在某些藝術方面表現出興趣、天分,我建議「藝術治療」可以當成打開孩子的心門,進入一個愉快而有樂趣世界的工具。讓孩子上「藝術課程」可能會幫助孩子增進畫畫技巧,這些畫畫技巧可能成為他們的職業和過一個比較獨立的人生。另外,允許孩子們花多一點時間做他們喜歡做,又有可能學會和做得好的事,的確可以明顯地減低孩子們發生情緒和行為問題的危險,因為他們將會忙於他們所喜歡做的事。再者,當他們看到自己的進步時,他們的自尊理所當然會大大地提升。

我感激俊余的父母親邀請我在俊余出版的《我的筆衣罐——一個肯納青年的繪畫課》上寫幾句話，我希望專家們和父母親們不要說這是「藝術治療」的成果。對我而言，我傾向將他們視為沒有所謂的「障礙（泛自閉症）」，他們應該被看成有「隱藏的天分」的獨特的個體。他們不需要所謂治療泛自閉症的「治療」（包括藝術治療）。他們需要的是我們（沒有任何天分的一般人）的耐心、包容心，敏銳地發掘他們「隱藏起來的天分」。我們的工作和殊榮是支持和幫助他們走在正確的軌道上，使他們那些不為人所知的天分能展現出來，與我們這些「平凡人」分享。

譯自〈Amazing Grace〉，原文見第171～174頁，
感謝胡秀妁、王華沛老師悉心翻譯

Amazing Grace

Luke Tsai, M.D.

Every summer in mid-July, for 4 days, there is a big event – Ann Arbor Summer Art Fair. Many artists from all fields of arts including clay, fiber, furniture, glass, jewelry, metalsmithing, music, painting, pastel, photography, sculpture, wood, etc. bring their magnificent works to Ann Arbor, Michigan to share with about 500,000 visitors. If all possible, I always try to spend as much time as I can to visit as many exhibiting booths to enjoy the fine art works.

Over many years of observations, I have noticed that many artists seem to have "narrowed and persistent interests." For example, a painter may only show many paintings/drawings of beaches. To those people who have some "knowledge" of Autism Spectrum Disorder (ASD) may quickly "diagnose" those artists as having ASD or ASD-like conditions. However, when I have chances to talk to some of them, I have found out that most of them are very kind, friendly, and pleasant people. They patiently answer my questions and are very willing to tell me the techniques they use and the messages they hope can be conveyed through their art works.

The reason I am telling this life experience is that I have learned that to be "successful" in what we do, to be "ASD-like" can be a strength, not a weakness or "disorder" at all. Being "ASD" or "ASD-like" means one can be very "focused" and "persistently" work on things he/she likes to do and does well.

I have known 俊余 for many years. I remember when he was a young child, he was a quite happy and friendly boy. Often one saw his smiling faces. He was a quite obedient child and usually would do/say what his parents asked him to do/say. He always answered the adults' questions, and sometimes he asked me and my wife some questions. However, a for few years, when we went back to visit Taiwan and had chances to visit him and his parents, we noticed that he seemed to become an adolescent with flat and somewhat stiff facial expressions almost all the time. He also seemed to avoid us and sometimes became somewhat agitated when we tried to make conversations with him. We were sad to see his changes of emotion and behaviors and wondered what had happened to him.

We visited Taiwan again in November 2008. We had an opportunity to see 俊余 and his parents again at a dinner party. We were so glad to see that 俊余 was very happy and gave us big hugs. He also hugged other guests he knew. He answered adults' questions, sometimes asked them questions, and sometimes he even made statements or comments. It was truly a very different but pleasant impression of 俊余 as comparing the impression we had in November of 2006. I asked his parents what had happened. They told me that 俊余 had begun to receive "art lessons" and had been allowed to have more times to do drawings and paintings. They believed that change of his "care plan" had made a significant improvement of his behaviors and emotions.

I am not an expert in "Art Therapy" at all. In fact, when I worked with individuals with "ASD" or "DD" (Developmental Disorders) and their caregivers, I always worried that some professionals and parents would become too enthusiastic about "Art Therapy" and expected that "Art Therapy" would be the answer to their problems. I always tried to remind them that I was really recommending "art lessons" as a tool to open their children's door to a more pleasant and enjoyable world if their children started to show interest and some talent in certain art. To let them taking "art lessons" would help increase their art skills which may become a skill that lead to a career and a more independent life. On the other hand, allowing them to spend more times to do things they like to do, and are capable of learning and doing well, will significantly decrease the risks of having behavioral and emotional problems because they would be so busy doing things they like to do. Furthermore, when they see what improvements they have made, their self-esteem certainly will greatly increase.

I appreciate and thank 俊余's parents ask me to write a few words to be included in the upcoming book about 俊余's painting. I feel strongly that professionals and other parents would not say that this is a positive result of "Art Therapy." To me, I would prefer to look at people like俊余 who do not have a "disorder (Autism Spectrum Disorder)." They should be looked at as "unique people with hidden talents." They do not need all those "therapies" being promoted to "treat ASD." They need us (the ordinary people without any talent) to be more patient, receptive, and astute in recognizing their hidden talents. Our job and privilege are to support and help them to be on the right pathway which would lead them to a world that their hidden talents can be shown and shared by us the "ordinary" people.

Luke Tsai, M.D.
Professor Emeritus of Psychiatry and Pediatrics
University of Michigan Medical School
Research Scientist Emeritus
University of Michigan College of Literature, Arts and Science

圖像話語，心靈祕密
俊余在顏彩世界發現他語言的出口

李敏勇／詩人

> 「枕頭裡藏有夢　睡覺時才會遇見夢
> 　枕頭使頭安樂　是頭的椅子」
>
> ——韓國兒童金雄鎔兒童詩

這是一個五歲韓國兒童金雄鎔的話語，經由父母親抄錄整理，以類似兒童詩的形式出版。二十年前的記憶了，留在腦海。記得，金雄鎔的父母分別是醫生與物理學家，而他出生時，全身長著黑毛，是一個特殊的孩子。這孩子，常常有童騃的話語，在夢和真實之間閃耀著動人的光。

孩子在夢和真實間的話語，常被成年人忽略。習慣於符合邏輯，且現實化、社會化的成年人話語也常是體制化了的。愈離開童年，就愈僵固，感覺的硬化不能接受柔軟的心的脈動。但細心的父母會觀察自己的小孩，像金雄鎔的父母，不但面對自己出生時不尋常的孩子，也耐心地發現孩子話語裡的光。

我要說的是俊余，以及他的父母——劉建廷醫師和徐瑪里醫師。俊余用畫筆述說他的話語，而他的父母彷彿守護神，引領著孩子用他特殊的方式呈現話語。一個肯納症孩子，在父母細心呵護下成長，並且讓繪畫老師陳素秋帶領他在顏彩中找到話語的管道，用圖畫發聲。現在，他出版《我的筆衣罐——一個肯納青年的繪畫課》，讓我們看到一種獨特的話語呈現。

「話語」的符號包括文字，圖像，甚至樂音。其中，文字具有典型性；圖像具有直視和再現的性質；樂音較為抽象性。文字的話語具有複雜化的演繹，隨著學習進程而有邏輯性的深刻演化，但也常常陷入固定語彙的組合而僵硬。例如，前舉韓國五歲兒童金雄鎔的〈枕頭〉，在成人世界裡，可能不復存在。

人們用語言進行認識，「語言是存在的住所」即說明人類面對可觸摸和不可觸摸，可視和不可視的一切，是以語言進行認識。甚至，思考也依賴語言的條件。詩人的語言，或說詩的語言，以形象思維代替概念思維，進行的是一種呈顯、和表現的述說，接近描繪。在詩藝的課題裡，詩人要求，也被要求運用語言的繪畫機能，甚至音響機能。某種意義上的「返璞歸真」，讓我想到話語的文字功能或語言功能受限於腦部某種病變，但卻又以「會畫」代替「不會說」，而在繪畫場域呈現作品的俊余。初看俊余的畫，不過一、兩年前，他沉迷於被開啟的繪畫之路。他用畫畫取代了言說話語的邏輯需要，彷彿找到自己的語言出口，釋放了自己因為肯納症而被視為「自閉」的人生。

因為與劉建廷醫師、徐瑪里醫師伉儷熟識，也認識了俊余。俊余的父母親為他付出無限的關照，某種程度像日本小說家大江健三郎對於孩子大江光的愛護。腦性障礙的大江光被開發出音樂的才具，在作曲方面展現天分，甚至成為大江健三郎的人生救贖，讓他們相互發現人生，是話語的樂音符號例子。而俊余則是話語圖像符號例子。兩種例子都是語言活動不被既成規則建制束縛而展現的風景。

記得，俊余也喜歡打鼓。他們一家人從台北市遷居宜蘭後，徐瑪里醫師有一段時間常常每週陪同俊余到台北練習打鼓。在花蓮的肯納園，俊余和其他幾

位肯納症孩子一起生活學習，則是另一種情境。他學習了畫畫以後，在宜蘭的家裡和花蓮肯納園的生活學習場所，在顏彩中的專注是一個新世界的開啟。畫成了俊余的話語，他言說的方式，他語言的符號。因為肯納症而在一般話語、言說無法得心順口的他，現在看起來多麼得心順手，甚至應手。

看著俊余出版的《我的筆衣罐──一個肯納青年的繪畫課》，我讀到俊余生活裡想要訴說的話語，這些話語在一幅一幅畫裡，有他的認識和紀錄，形塑著俊余的世界。一種沒有被世俗化、社會化的純真世界。你可以從每幅畫裡追溯俊余的話語，探觸俊余的言說，象而有意，一種心靈的風景。意義藏在裡面，聲音藏在裡面。你必須以開放的心靈與他交會，在他的單純中去領略他想要吐露的話語。

繪畫既是視覺的，繪畫也是先於語言、或先於語言的文字符號存在的，幾乎是存在本身的再現。俊余怎麼看世界？俊余的存在論述又如何？從他的畫，一幅一幅畫，一個一個故事，有他看世界的觀點，甚至有他被看的觀點。翻閱著俊余的畫，非文字語言的話語，是俊余在述說他人生的經驗。他既已掌握了這種話語的發言方式，他的話語讓他不再是語言沒有出口的孩子──這要感謝他的父母，他們幫助俊余發現自己，也幫助俊余發現如何紀錄他認識和生活的世界。

已長成青年的俊余，仍然有著赤子之心的俊余，在父母的充分照顧下經歷他獨特的人生，他在顏彩的世界找到語言的出口，以畫畫記錄他認識和經驗的世界。他專注在他的繪畫世界，已經累積了數量非常多的作品。以一本畫集出版，讓人們看到一個特別的孩子的心靈世界，更讓人看到俊余的父母親在他成長之路投入的心力。

我不會說，但是我會畫

林榮泰／國立台灣藝術大學設計學院 院長

每次見到俊余總是在他那「阿泰阿伯」的問候聲中，讓我有幾分不捨，也引起我許多的疑問，到底這聲「阿泰阿伯」對他的意義是什麼？接下來假如聽到「Good Strike」，我就知道他今天心情很好！

我與俊余的爸媽情同親人，對俊余的關心自然不同於他人，雖然感同身受，卻也愛莫能助。隨著俊余的成長，我感受到何謂親子之情，我理解到天下父母心的偉大！俊余爸媽對營造一個適合肯納兒生活的人性環境，充滿信心，相當執著，令人敬佩！

在一個偶然的機會看到俊余的畫，除了驚訝其用色、構圖的外在形式外，我也很好奇這些畫背後所隱藏的內在訊息，肯納兒的世界到底是一個怎樣的世界？繪畫對孩子來講，是一種最原始的語言，也是訊息傳遞最直接的方法。因此，藝術創作與訊息傳達，兩者之間似乎存在著某種程度的對應關係；也就是說，在藝術創作中可以找出訊息傳達的線索。但是藝術創作實在是一個複雜的心智活動，很難用簡單的模式來分析訊息的意義。因此，激起我嘗試從心智模式與溝通理論的角度來探討俊余的畫作，期望透過其畫作，建構一個溝通的模式來探討肯納兒的內心世界。初步成果曾經在《藝術欣賞》發表〈透過藝術創作探討肯納兒的內心世界〉一文，引起了許多的回響與討論。

隨著資訊科技的發展，過去50年來，我們花了許多的時間、金錢與心力去研究「人」與「電腦」的溝通（Human-Computer Interaction），也有相當成果，為了與電腦溝通，我們甚至發明了「電腦語言」。基於以人為本、人性關懷的思維，該是有人來關心、研究如何與肯納兒溝通的時候了，如何透過肯納兒的畫作，去探索這一群——「我不會說，但是我會畫」的肯納兒內心世界，應是刻不容緩的課題。「人」與「電腦」的溝通是筆者的研究專長之一，個人嘗試站在以人為本的觀點，以心智模式與溝通理論的角度，探討肯納兒的畫作，期待透過其畫作架起一座與肯納兒溝通的橋樑。

最後，我要透過《我的筆衣罐——一個肯納青年的繪畫課》，為俊余說出他的心聲——一個肯納兒的吶喊：

我不會說，但是我會畫!
您不會畫，但是很會說!
為什麼您一定要我用「說」的，
我為什麼不能用「畫」的？
您為什麼不學「畫」，而要我學「說」？
當我努力學習如何用「語言」來表達時，
也請您學習如何透過「繪畫」來了解我；
然後，我們才可以坐下來分享你我不同的心靈世界。

假如俊余懂得我們的用心，他一定會對我說：「阿泰阿伯，Good Strike！」

註：〈透過藝術創作探討肯納兒的內心世界〉一文，請參照愛德仁協會網站。
網址：http://owl2009.pixnet.net/blog

欣賞肯納花園裡那朵慢開的小花

王華沛／國立臺灣師範大學復健諮商研究所 所長

肯納症的智慧火花或特殊才藝，往往超越常人的想像，每個肯納兒都如同尚未綻放的小花，被緊束在外表醜醜的、含刺的花苞裡，不知道盛開時會是甚麼模樣，周遭的人往往既期待又怕受傷害。因為，有限的溝通能力，特殊的人際互動模式，是肯納兒共同的特徵，也因此讓人無法理解，是怎樣的生命本質，造就這麼多樣與豐富的人間百態？

說到俊余，腦海裡就會浮現出鮮明的畫面，那是他三歲半在台大兒童心理衛生中心日間留院部那一幕：一手拿著剪刀，一手抓著一張A4的影印紙，神乎奇技地沿著紙張邊緣剪成一條至少一公尺長的紙帶。完成大作之後，手上捏著紙帶一端站到桌子上，陶醉在電風扇底下飛揚的紙條給予他無法言喻的快感。當時，我只從教科書上讀到那是一種知覺的過度刺激，不知道這個孩子所展現的能力，會是我個人在教育這條路上許多精采分享的素材！

看著他從國小到國中，從台北到宜蘭，從普通學校到特殊教育學校；離開學校到機構，從宜蘭到花蓮，從蘭智到肯納園。這一路走來，看到他的歡笑與輕鬆，焦慮和緊張，也看到身邊最親近家人的掙扎與改變。我雖忝為特教老師，自忖沒有對他的學習有絲毫的助益；相反地，他是我的老師——啟發我對於肯納症的認識與了解。我專業領域的學習與成長，從特殊教育到復健諮商，我們一家人的蘭陽移民之旅，都循著他的足跡前進。

最近這一年，在素秋老師的陪伴與啟發下，又展現出生命中不可思議的獨創性。乍看是塗鴉，卻有奔放的色彩；質樸的筆觸，點畫出人像中最鮮明的特徵；俊余這樣的大朋友，豐富了我的生命。影響力更具有滲透性與感染力！

最近拜讀波西亞・艾佛森的《奇蹟的孩子》，這本書記錄了為愛兒開啟封閉心靈的旅程，我欲罷不能一口氣讀完，內心受到極大震撼。自閉症的德夫花了九年的時間，才能透過字母板，表達自己，也就是可以與人溝通。這歷史的時刻，這九年的時間……不是等待來的，是無數治療課程、復健醫學法、教學法……和波西亞發現遠在印度自閉兒提托，透過母親索瑪在家教導他藉著指認字母板拼出句子，提托學會了表達、溝通，甚至寫出詩集。波西亞鍥而不捨把他們聘請到美國，傾盡全力讓醫學、學術、精神、心理界……等權威專家人士願意研究提托，進一步複製索瑪教導自閉兒指認字母板進行溝通的歷程，幫助自閉兒打破那「百萬中之一的例外」才會溝通的魔咒。

波西亞的偉大在於關照全天下的自閉兒，她說：「……我隨時祈禱，不只是為德夫，也是為所有受自閉症折磨的孩子。他們全都該要有奇蹟。」這樣的心情與努力，我也在俊余的身邊看到。不只是俊余爸、媽，還有永不放棄的素秋老師。當俊余從簡單塗鴉到豐富的線條，從大剌剌的色塊到細膩的人物描繪，我們驚艷於他內心的豐富，更看到輔助溝通系統（Augmentative and Alternative Communication）在俊余身上充分展現。透過素秋老師的引導，俊余「畫」出他的內心世界，《我的筆衣罐——一個肯納青年的繪畫課》表達他豐富的內在，也讓行為ABC模式得到具體的印證。

俊余爸說：「也許他不會『說』，但期待他會『畫』，希望他會『畫』出他的『說』。繪畫的過程中，建立了我們衷心祈求的溝通之路。」

「俊余經由繪畫的過程，無形中讓緊張的心境逐漸舒緩，也利用繪畫讓他學習指令的改變，最可貴的，就是讓俊余畫出發生事件的肇因與過程。」

俊余的表現，好像花園裡那一朵最慢綻放的小花，卻是驚艷。然而，這只是肯納兒多采多姿的面向之一，更多精彩的故事，需要我們用心發掘與體會。然而，我絕不願意因此造成一種錯覺：以為所有的肯納兒都可以、也應該表現出像俊余一樣的繪畫天分。肯納兒的謎樣人生，反映出我們對於生命本質的難以參透。每次看到某些具備特殊才藝的孩子被歌頌，我除了為孩子們喝采，也會以戒慎恐懼之心提醒父母或是特教老師們，不要以單一的標準，或相同的期待，去看待不同的生命。

展望未來，我們需要像素秋老師的慧眼，看出那一朵朵未開的小花，也需要更多家長，真心對待肯納兒。不論孩子是否因緣具足，表現出某些特定的天分？或只是受限於心智功能，難以展現其專長？他（她）都是心肝寶貝，也不要因為孩子的「能」與「不能」，決定其所受到的待遇。唯有如此，才能共同構建一幅繽紛的人間淨土：

──許多大朋友小朋友住在一起，不論他是何許人？智障、聽障、肯納也好，亞斯柏格也罷，或是所謂的正常人，大家各司其職，各有貢獻。
──大家在意的不是你的固執行為，不是你的無厘頭反覆提問，更不管你是否做些看似無意義的自我刺激？
──雖在同一屋簷下，大家彷彿在幾條平行線上運行，或是在一個時空錯置的荒謬劇舞台上，偶爾才交會出一絲絲燦爛的光芒。
──沒有人被強烈壓制，沒有人被期待做他能力所不能及的作業。
──沒有業績的壓力，更沒有不速之客帶來壓迫感與窒息感。

——至於我們是否產出有價值的成果，普羅大眾如何看待我們的成品，就留給市場吧！

——我們只知道：想畫就畫！能玩就玩！

——重要的是：真真實實地活著！

2008年12月6日寫於宜蘭憨鵝坊

因愛無懼

瞿欣怡／作家

有許多關於愛的片刻，看見了，永難忘懷。

2004年，春天，某個出太陽的星期三下午，我、俊余媽、俊余一同在新北投站散步。上完打鼓課的俊余開心地哼歌，牽著俊余媽的手，我在心底微笑，陽光在溫泉博物館的大樹上晃動，溫暖的風輕輕攪動。那也是我們結緣的開始。

在那個安靜的下午之後，是一連串的忙碌。肯納園如火如荼蓋著，肯納自閉症基金會也成立了，許多人來去花蓮與自己居住的城市間，匆忙來去，種下一棵樹、或是留下一面簾子、畫下一幅畫。就像快速轉動的影片，最後停留在入厝的歡樂聲中。

入厝不是終點，是實踐的起點，《肯納園——一個愛與夢想的故事》出版後，我的工作也告一段落，不再時時與孩子相伴。更多人來到這裡，發生很多我不及參與的故事，交雜出一張複雜的網。

歲時交替，每個孩子都有了改變，在台北見到吉爾，更穩定貼心，會幫我拿衣服、端果汁；許久未見的小異，還是彎起瞇瞇眼，甜蜜微笑叫我小貓；聽說人傑做起研究助理，每天都要按時上下班！而俊余也因為偶然的機會，發展出繪畫天分。

說天分也太沉重，與其強調繪畫的藝術，我寧願看見他透過圖畫表達出的「話語」。俊余總因不擅言語而受到傷害，他終於找到溝通的方式，緩慢，卻讓人驚喜。我看著一幅幅畫，為他感到開心。而俊余爸媽、陳素秋老師為了解讀他所耗費的努力，更讓我感動。漫長的二十幾年，經歷多少摸索、眼淚，才有那些圖畫？

天真如我，老是在心裡保存最美好的畫面。我記得在肯納園裡的每張笑臉，小小孩的天真，大孩子的溫暖，還有爸爸媽媽老師們的笑語。時移事往，我還是堅信，肯納園開啟了一個夢。愛仍持續，夢想還沒有完結。

2008年，冬天，與俊余家人在武藏坊用餐，俊余因為太開心，不小心把筷子折斷，他緊張地漲紅了臉，全身緊繃，俊余媽撫摸著他的臉，安慰他：「沒事、沒事，我們換雙筷子就好了。」我看著俊余緊張、憤怒的身體，漸漸放鬆，好不容易又露出笑容。簡單的一幕，卻讓我紅了眼眶。

俊余媽老是說：「不要說我們愛小孩，沒有那麼偉大。」其實愛不是什麼了不起的形容詞，而是動詞，是每一個微小細碎的動作，是一句輕聲安慰，一個溫暖眼神，更是無數的勇敢行動。

感謝俊余爸的信任，交由我來編輯《我的筆衣罐——一個肯納青年的繪畫課》，讓我回到肯納兒的世界，從一接到這個任務，就已經在心裡醞釀這篇序言。我想回饋這些愛，給所有成就這本書的人：沒有人知道前方的路是什麼，但我們還要做更多夢，完成更多事，只要握住愛的線頭，就不會走失。

因為有愛，無所疑懼。

畫說希望路

俊余爸

他，俊余在桌子上專心地塗鴉畫畫，兩手沾滿著油性粉彩顏料。我，俊余爸坐在旁邊看書打電腦，偶爾起來動一動喝口水。俊余陶醉在他的彩色世界，滿臉輕鬆的表情，時而發出愉悅的聲音，我只要聽到他說『還要再畫』，就馬上把完成的圖拿走，再給他一張新畫紙，然後我們繼續做各自的事，有時會談一些彼此瞭解的話語。這一段時間，我們可以絕對的放鬆，俊余也埋頭畫畫，沒有焦慮的問訊，平常好像處於不同星球的我們，偶爾他會把頭靠過來，我就趕快靠過去，碰一下頭後，繼續享受這個短暫共有的幸福時光。

他，畫家嗎？我們不會以這個角色來看俊余，我們倒認為他可以經由畫畫的過程，自由自在地釋放他的情緒，這是他最輕鬆愉快的時刻。他可以花兩個小時安安穩穩的盡情畫畫，自己決定用什麼顏色，自己決定畫到什麼時候結束，然後快快樂樂地把兩隻沾滿粉彩顏料的手洗乾淨。

對於一個肯納症者的俊余，我們只知道他學習能力不錯，任何工作只要教一下，他就可以迅速地做好，接著等待著下一個指令。但先天腦傷導致溝通能力的缺陷，卻經常讓他因此而吃盡苦頭，也讓照顧他的老師們束手無策，大家對他敬而遠之，我們也只能期待他能快樂平安地生活，孤單的身影似乎將是他的宿命。

過去俊余無聊時會一直寫數字塗鴉，沒想到當素秋老師遞給他蠟筆的那一剎那間，竟開啟了一扇希望之門。兩年來在陳老師循序漸進的指導下，俊余經由繪畫的過程，無形中讓緊張與焦慮的心境逐漸舒緩，我們也嘗試利用繪畫讓他學習指令的改變，最可貴的就是讓俊余畫出發生事件的肇因與過程。以往俊余屢發生摔東西的狀況，但我們一直都問不出原因，也經常被指責做父母的我們不夠用心，但經由陳老師長期耐心地誘導，最近我們試著讓俊余在事件後，畫出他說不出來的引爆事因，也終於讓我們逐漸了解俊余的世界，甚至連帶的也有一些語言出現，也許這只是一個開頭而已，但是確實在彼此的互動了解與規劃未來的方向上，有了一點成績。

兩年來俊余的繪畫世界一直讓我們驚訝，他對顏色的處理方式，雖然讓我們納悶，但每一張畫卻都那麼令人震撼。長期與肯納兒朝夕相處的陳老師幫上帝為俊余開啟了這扇門，它不止是繪畫之門，更重要的是在繪畫過程中，建立了我們衷心祈求的溝通之路，這是陳老師給我們彌足珍貴的禮物，雖然這條藝術探索之路仍待努力，但至少我們經由繪畫走上路了。

我們想為俊余和陳老師留下這珍貴的記錄，因此依開始塗鴉到2007年底，約600多張畫中，精選出50張有代表性的圖畫，加上2008年發掘出來的幾組難得的ABC圖解實例，製作《我的筆衣罐——一個肯納青年的繪畫課》與大家分享，只要我們不放棄，相信我們所愛的人是有任何的可能與機會。

感謝肯納的族人和長久以來一直支持我們的親朋好友，更衷心感謝素秋老師喚醒這位沈睡的精靈，期待未來還有更多的肯納精靈能被發掘出來。

也許俊余不會「說」，但期待他會「畫」，希望他會「畫」出他的「說」。

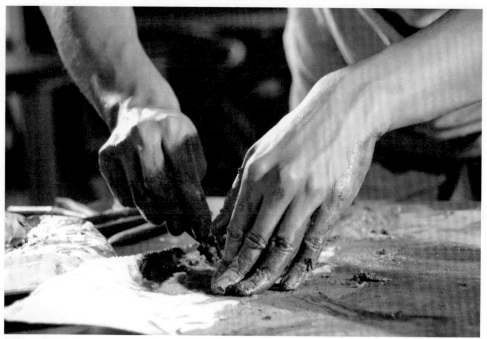

攝影／王振鍾

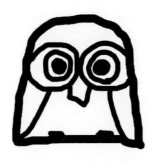

凡事互相效力
讓愛的人得益處
敬愛的朋友們
因為有您的支持
使愛得以擴散

建構成年肯納症者安全自在的生活環境

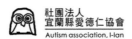
社團法人
宜蘭縣愛德仁協會
Autism association, I-lan

愛德仁協會／貓頭鷹工作坊部落格 http://owl2009.pixnet.net/blog

國家圖書館出版品預行編目資料

我的筆衣罐：一個肯納青年的繪畫課
／劉俊余圖畫； 陳素秋文字.
--初版.-- 臺北市：心靈工坊文化, 2009.04 面； 公分.--（Caring；53）

ISBN 978-986-6782-53-4（平裝）

1. 繪畫治療 2. 自閉症 3. 蠟筆畫 4. 畫冊
418.986 98004420

Caring　　053

我的筆衣罐
一個肯納青年的繪畫課
My Drawing Class

圖畫—劉俊余
文字—陳素秋
贊助出版—社團法人宜蘭縣愛德仁協會

出版者—心靈工坊文化事業股份有限公司
發行人—王浩威
諮詢顧問召集人—余德慧
總編輯—王桂花
特約編輯—瞿欣怡
美術編輯—黃玉敏

通訊地址—106台北市信義路四段53巷8號2樓
郵政劃撥—19546215
戶名—心靈工坊文化事業股份有限公司
電話—02）2702-9186
傳真—02）2702-9286
Email—service@psygarden.com.tw
網址—www.psygarden.com.tw

製版·印刷—中茂分色製版印刷事業股份有限公司
總經銷—大和書報圖書股份有限公司
電話—02）8990-2588　傳真—02）2990-1658
通訊地址—248台北縣新莊市五工五路2號（五股工業區）
初版一刷—2009年4月　ISBN—978-986-6782-53-4　定價—300元

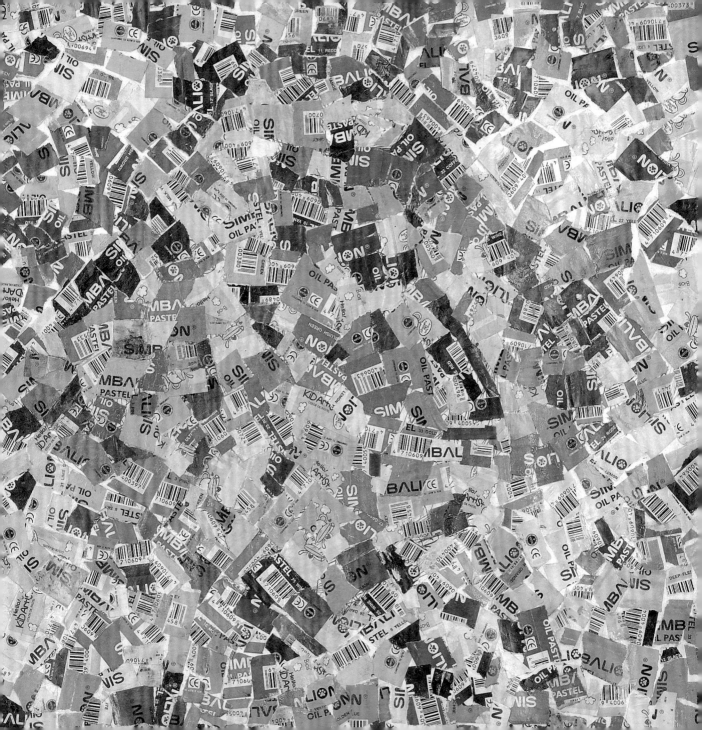

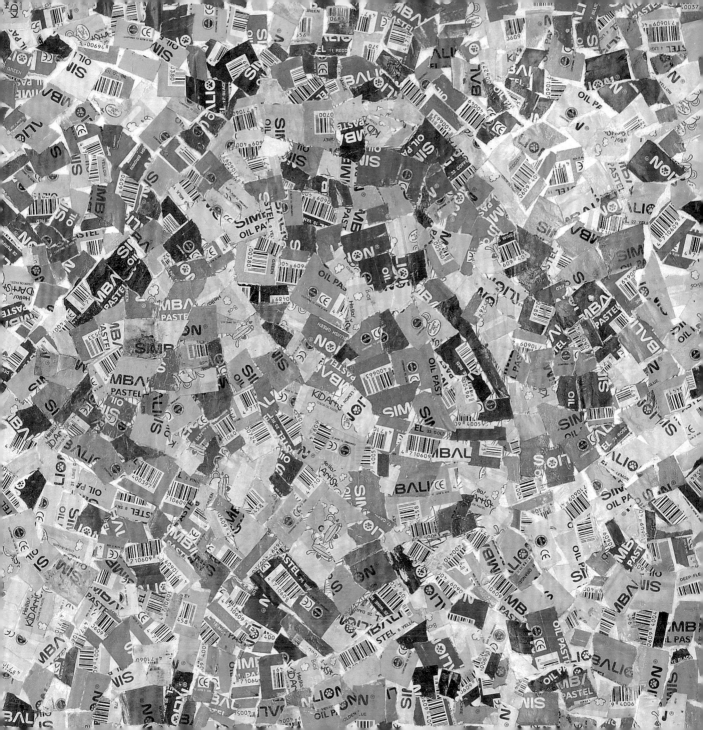